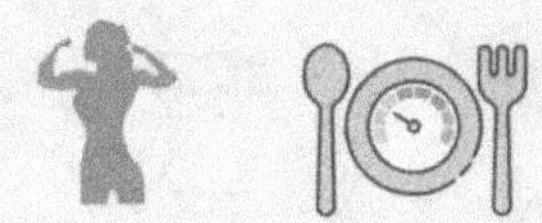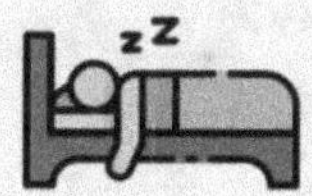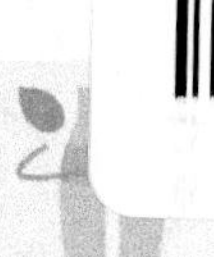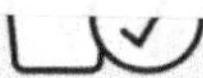

Suivi de mon Poids

Suivi de mon poids et de mes mensurations pour 6 mois

Ce carnet appartient à

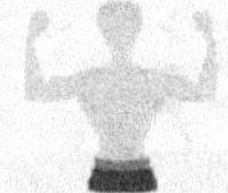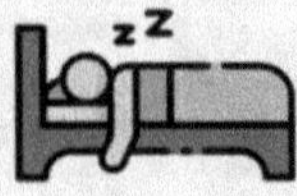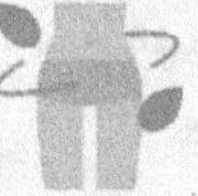

Semaine n° 1 **du** au

Mensurations (cm)

	Lundi	Dimanche
1 - Cou		
2 - Poitrine		
3 - Bras		
4 - Taille		
5 - Ventre		
6 - Fesses		
7 - Cuisses		
8 - Mollets		

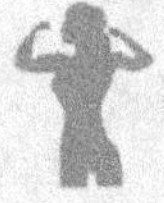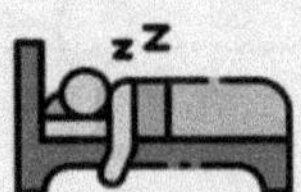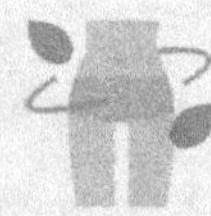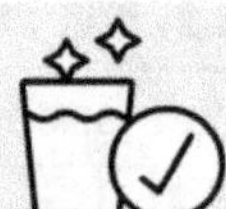

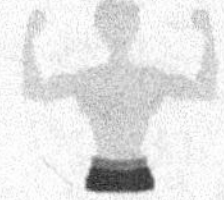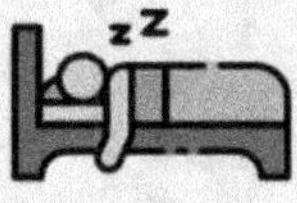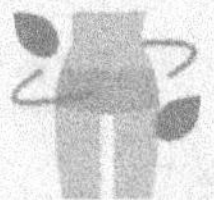

Semaine n°   1   du   au

Poids à jeun au réveil

Lundi	,	kg
Mardi	,	kg
Mercredi	,	kg
Jeudi	,	kg
Vendredi	,	kg
Samedi	,	kg
Dimanche	,	kg
Bilan :	,	kg

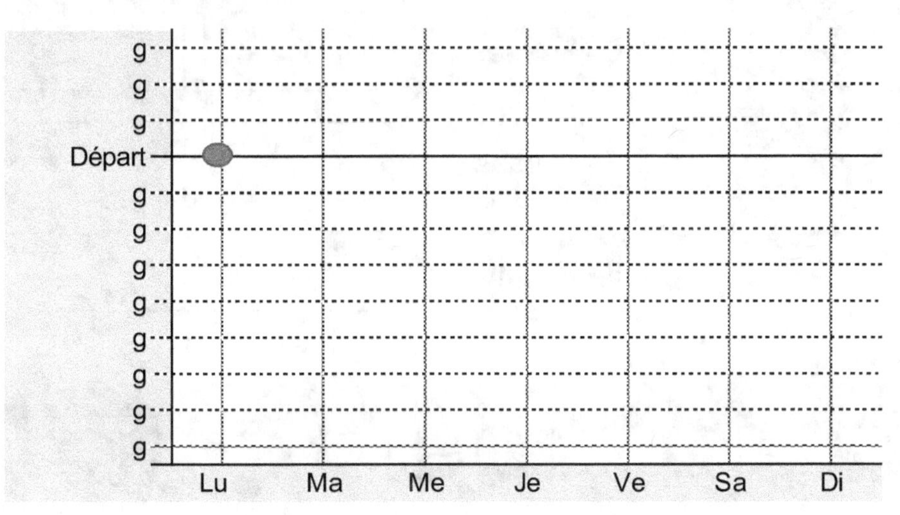

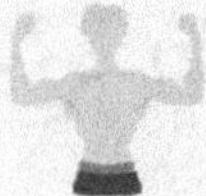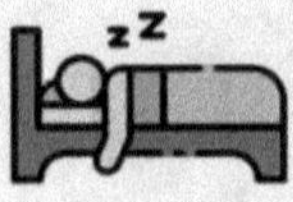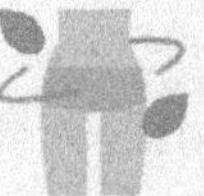

Semaine n° 2 du _______________ **au** _______________

Mensurations (cm)

	Lundi	Dimanche
1 - Cou		
2 - Poitrine		
3 - Bras		
4 - Taille		
5 - Ventre		
6 - Fesses		
7 - Cuisses		
8 - Mollets		

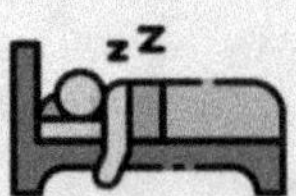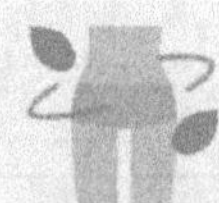

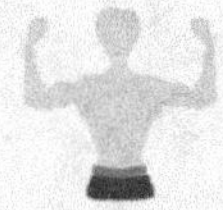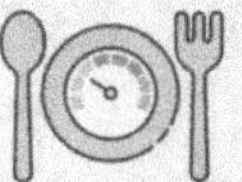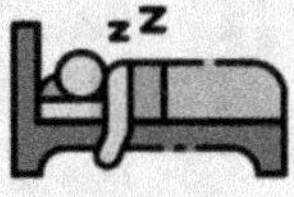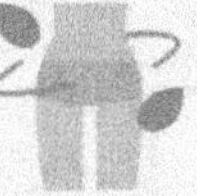

Semaine n° 2 du   au

Poids à jeun au réveil

Lundi	,	kg
Mardi	,	kg
Mercredi	,	kg
Jeudi	,	kg
Vendredi	,	kg
Samedi	,	kg
Dimanche	,	kg
Bilan :	,	kg

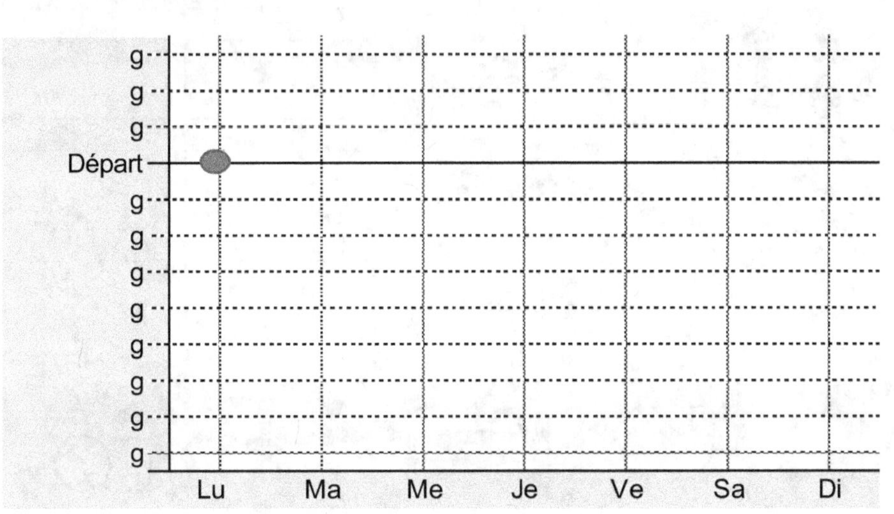

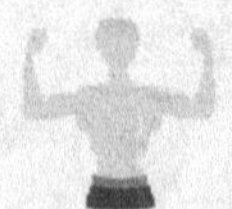  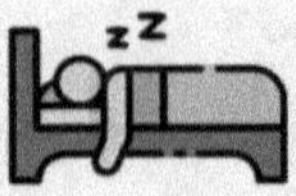 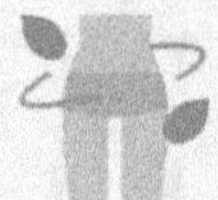 

Semaine n°   **3**   **du**   **au**

Mensurations (cm)

	Lundi	Dimanche
1 - Cou		
2 - Poitrine		
3 - Bras		
4 - Taille		
5 - Ventre		
6 - Fesses		
7 - Cuisses		
8 - Mollets		

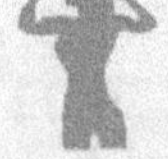  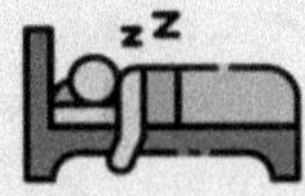 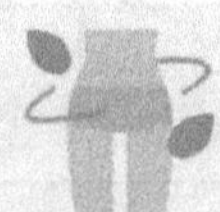 

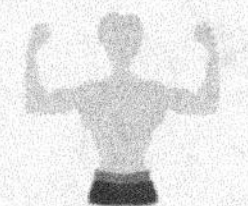 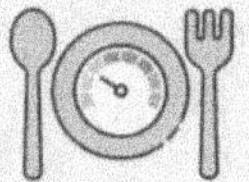 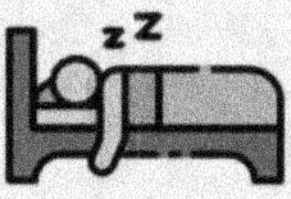 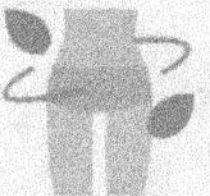 

Semaine n° 3 du   au

Poids à jeun au réveil

Lundi	,	kg
Mardi	,	kg
Mercredi	,	kg
Jeudi	,	kg
Vendredi	,	kg
Samedi	,	kg
Dimanche	,	kg
Bilan :	,	kg

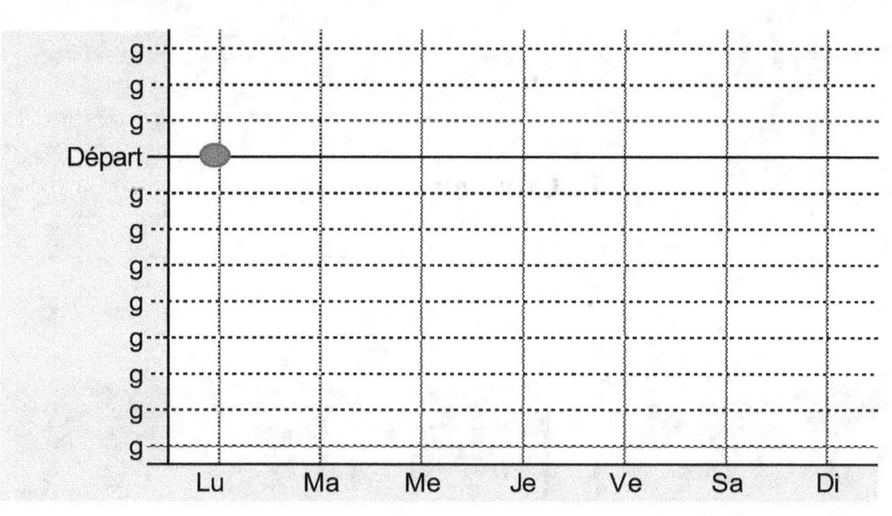

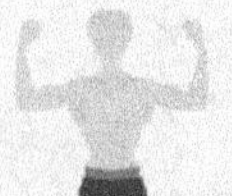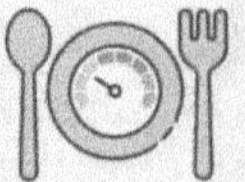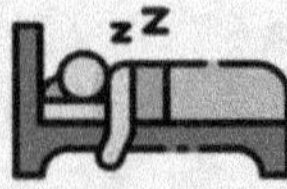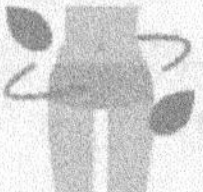

Semaine n°   4   du   au

Mensurations (cm)

	Lundi	Dimanche
1 - Cou		
2 - Poitrine		
3 - Bras		
4 - Taille		
5 - Ventre		
6 - Fesses		
7 - Cuisses		
8 - Mollets		

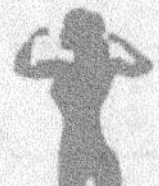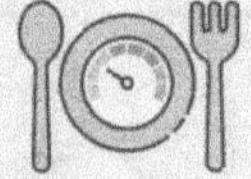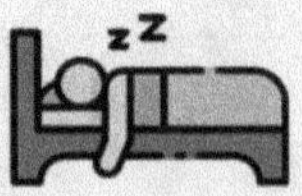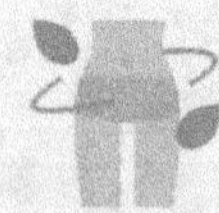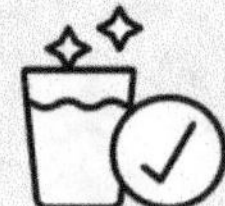

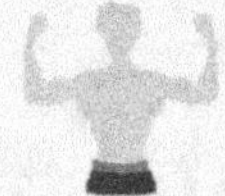 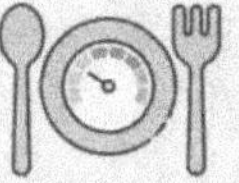 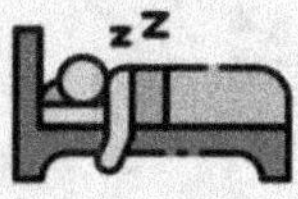 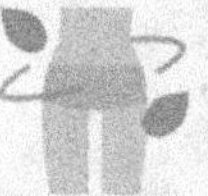 

Semaine n° 4 du   au

Poids à jeun au réveil

Lundi		,	kg
Mardi		,	kg
Mercredi		,	kg
Jeudi		,	kg
Vendredi		,	kg
Samedi		,	kg
Dimanche		,	kg
Bilan :		,	kg

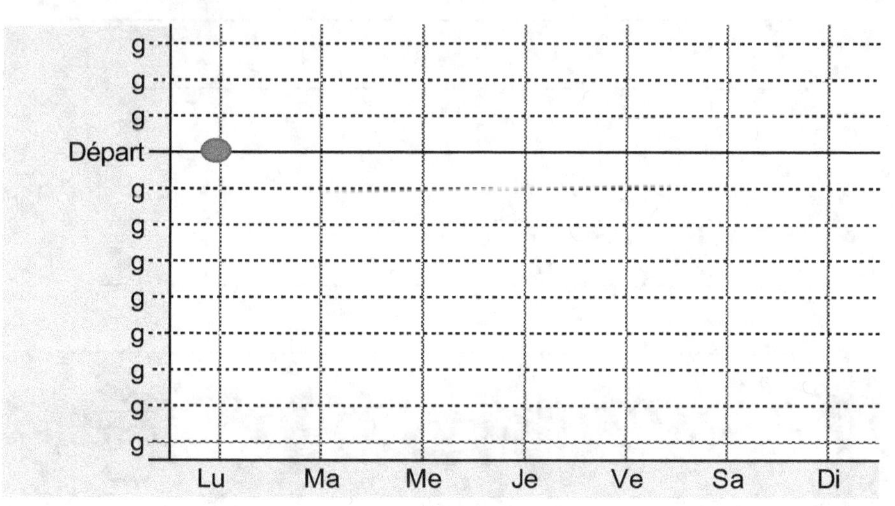

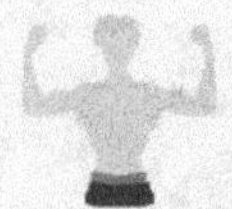  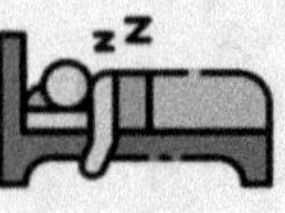 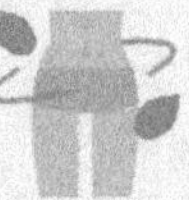 

Mes Observations

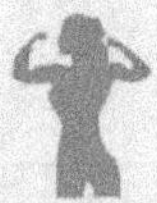  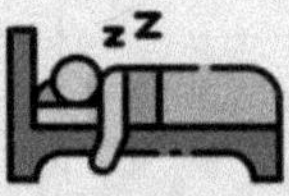 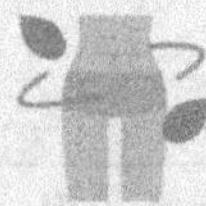 

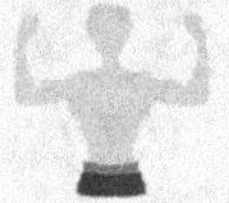  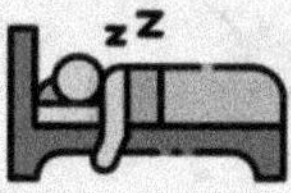 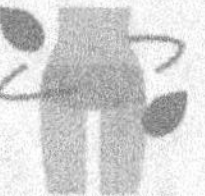 

4 semaines - Je fais le point

Comment je me sens par rapport à

Mon Alimentation

☐ ☐ ☐

Mes Objectifs

☐ ☐ ☐

Mes Observations

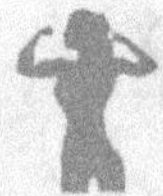 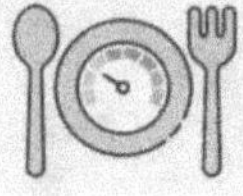 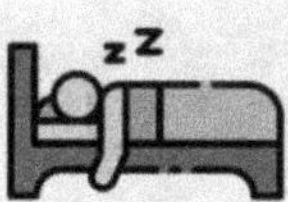 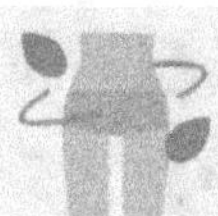 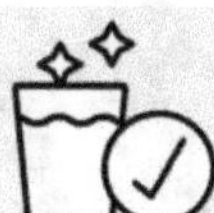

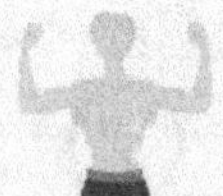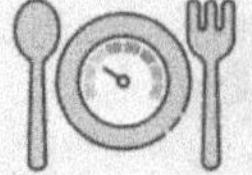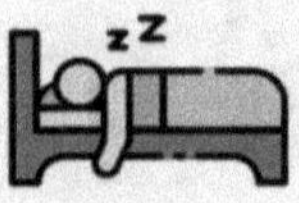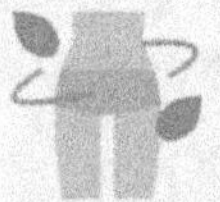

Semaine n°   **du**   **au**

Mensurations (cm)

	Lundi	Dimanche
1 - Cou		
2 - Poitrine		
3 - Bras		
4 - Taille		
5 - Ventre		
6 - Fesses		
7 - Cuisses		
8 - Mollets		

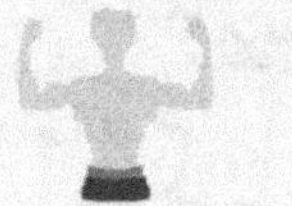  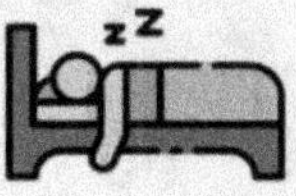 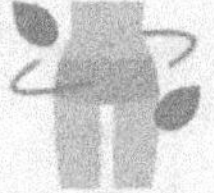 

Semaine n°   **du**   **au**

Poids à jeun au réveil

Lundi	,	kg
Mardi	,	kg
Mercredi	,	kg
Jeudi	,	kg
Vendredi	,	kg
Samedi	,	kg
Dimanche	,	kg
Bilan :	,	kg

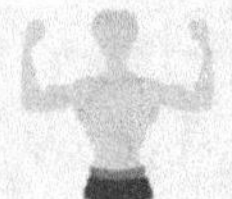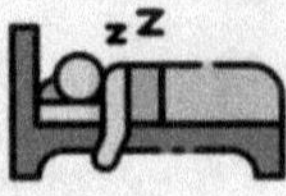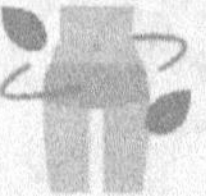

Semaine n°   du   au

Mensurations (cm)

	Lundi	Dimanche
1 - Cou		
2 - Poitrine		
3 - Bras		
4 - Taille		
5 - Ventre		
6 - Fesses		
7 - Cuisses		
8 - Mollets		

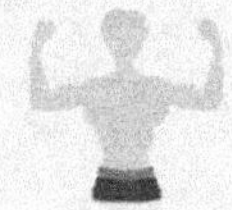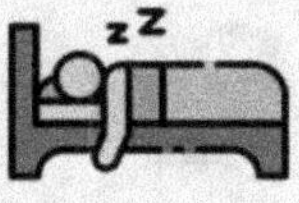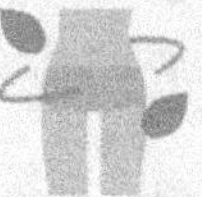

Semaine n°   **du**   **au**

Poids à jeun au réveil

Lundi	,	kg
Mardi	,	kg
Mercredi	,	kg
Jeudi	,	kg
Vendredi	,	kg
Samedi	,	kg
Dimanche	,	kg
Bilan :	,	kg

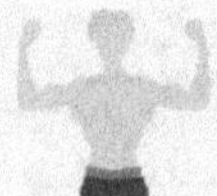 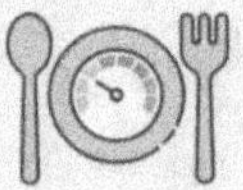 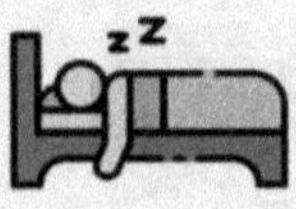 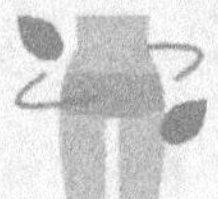 

Semaine n°   **du**   **au**

	Lundi	Dimanche
1 - Cou		
2 - Poitrine		
3 - Bras		
4 - Taille		
5 - Ventre		
6 - Fesses		
7 - Cuisses		
8 - Mollets		

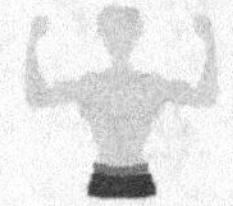  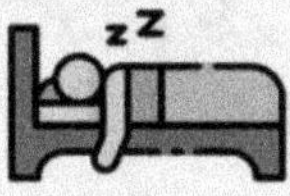 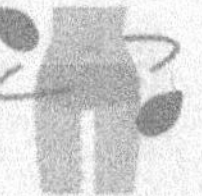 

Semaine n°   **du**   **au**

Poids à jeun au réveil

Lundi	,	kg
Mardi	,	kg
Mercredi	,	kg
Jeudi	,	kg
Vendredi	,	kg
Samedi	,	kg
Dimanche	,	kg
Bilan :	,	kg

```
 g
 g
 g
Départ ●
 g
 g
 g
 g
 g
 g
 g
 g
      Lu   Ma   Me   Je   Ve   Sa   Di
```

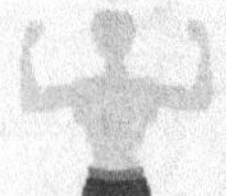  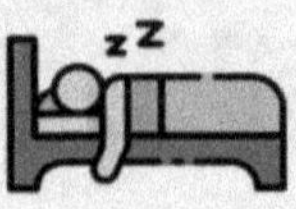 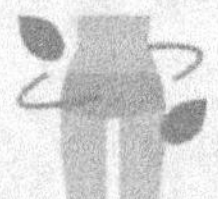 

Semaine n°   **du**   **au**

Mensurations (cm)		
	Lundi	**Dimanche**
1 - Cou		
2 - Poitrine		
3 - Bras		
4 - Taille		
5 - Ventre		
6 - Fesses		
7 - Cuisses		
8 - Mollets		

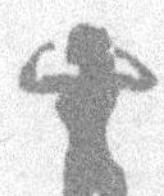  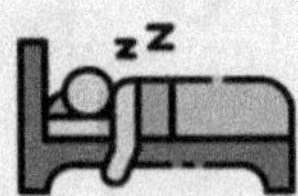 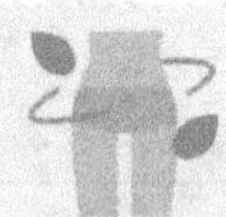 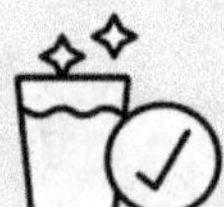

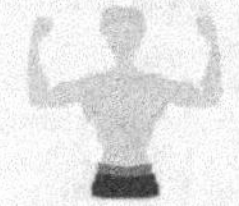  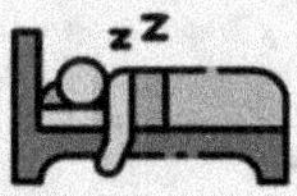 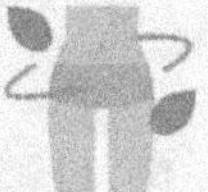 

Semaine n°　　　　**du**　　　　　　　**au**

Poids à jeun au réveil

Lundi		,		kg
Mardi		,		kg
Mercredi		,		kg
Jeudi		,		kg
Vendredi		,		kg
Samedi		,		kg
Dimanche		,		kg
Bilan :		,		kg

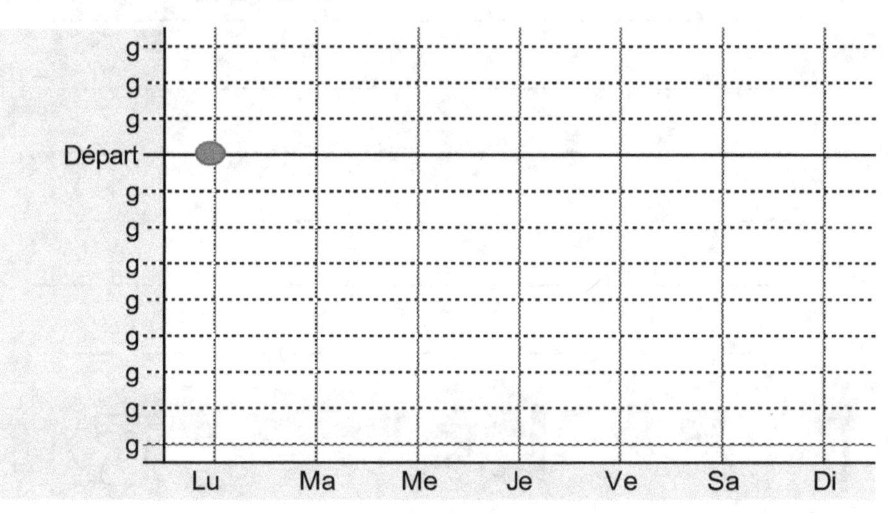

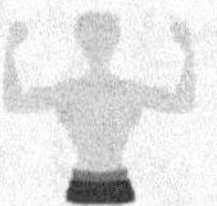  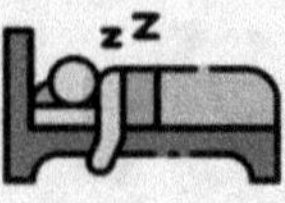 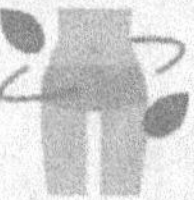 

Mes Observations

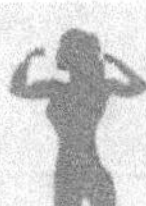  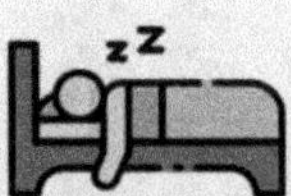 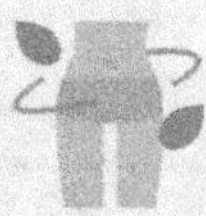 

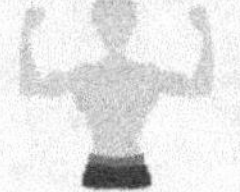  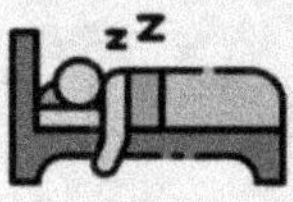 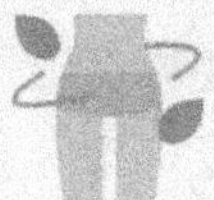 

8 semaines - Je fais le point

Comment je me sens par rapport à

Mon Alimentation

☐ ☐ ☐

Mes Objectifs

☐ ☐ ☐

Mes Observations

....

....

....

....

....

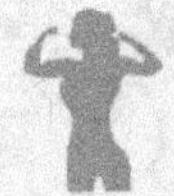  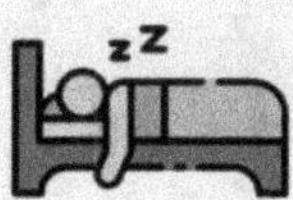 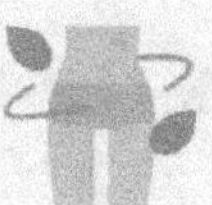 

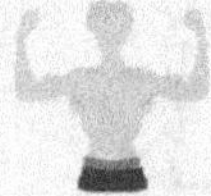  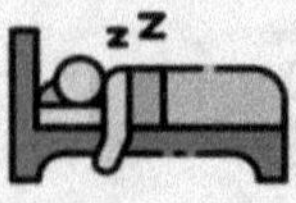 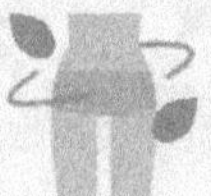 

Semaine n°   **du**   **au**

Mensurations (cm)

	Lundi	Dimanche
1 - Cou		
2 - Poitrine		
3 - Bras		
4 - Taille		
5 - Ventre		
6 - Fesses		
7 - Cuisses		
8 - Mollets		

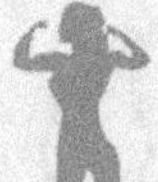 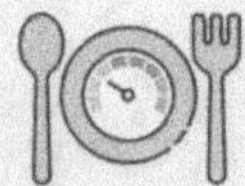 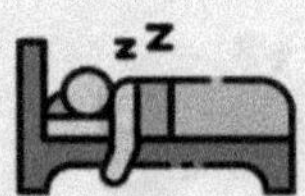 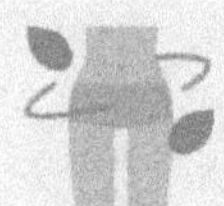 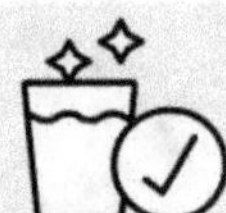

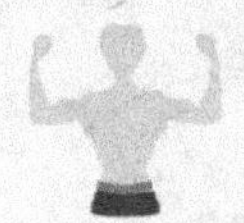  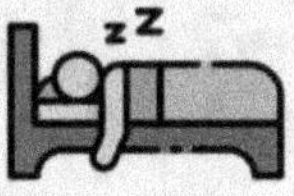 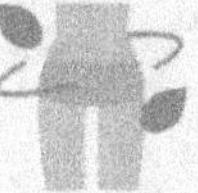 

Semaine n°   **du**   **au**

Poids à jeun au réveil

Lundi	,	kg
Mardi	,	kg
Mercredi	,	kg
Jeudi	,	kg
Vendredi	,	kg
Samedi	,	kg
Dimanche	,	kg
Bilan :	,	kg

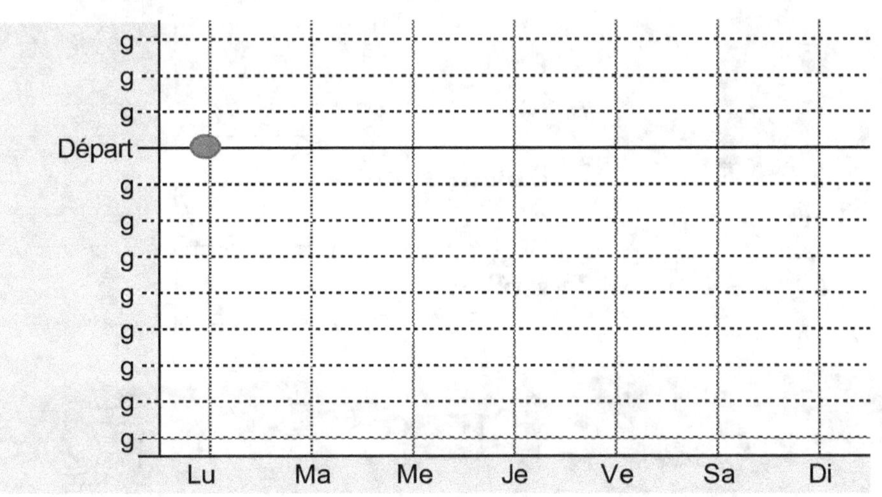

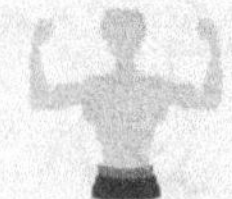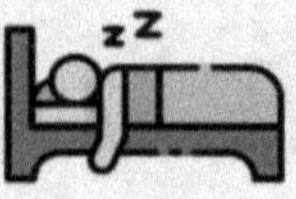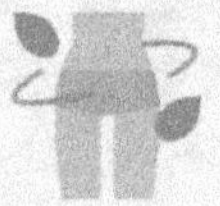

Semaine n°   **du**   **au**

Mensurations (cm)		
	Lundi	**Dimanche**
1 - Cou		
2 - Poitrine		
3 - Bras		
4 - Taille		
5 - Ventre		
6 - Fesses		
7 - Cuisses		
8 - Mollets		

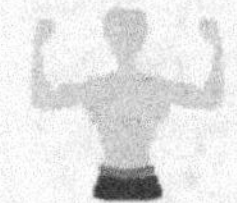  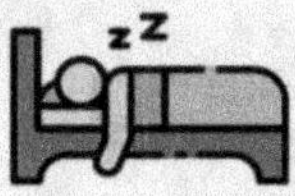 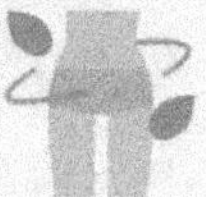 

Semaine n°   **du**   **au**

Poids à jeun au réveil

Lundi		,		kg
Mardi		,		kg
Mercredi		,		kg
Jeudi		,		kg
Vendredi		,		kg
Samedi		,		kg
Dimanche		,		kg
Bilan :		,		kg

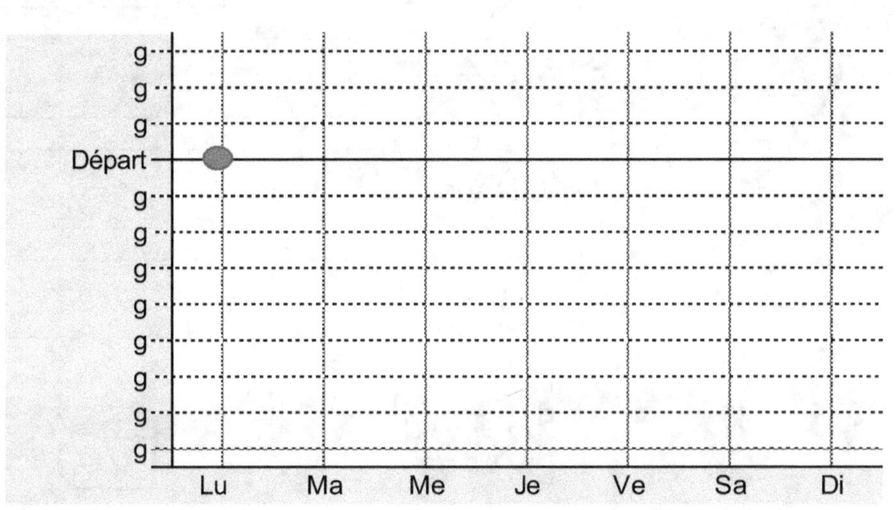

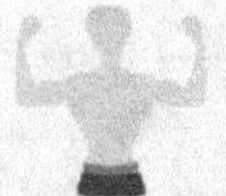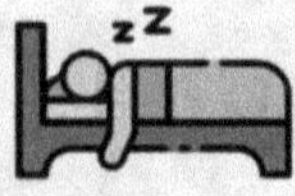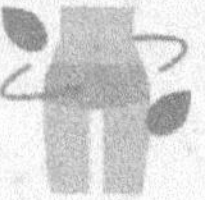

Semaine n°   **du**   **au**

	Lundi	Dimanche
1 - Cou		
2 - Poitrine		
3 - Bras		
4 - Taille		
5 - Ventre		
6 - Fesses		
7 - Cuisses		
8 - Mollets		

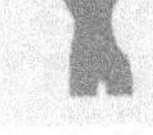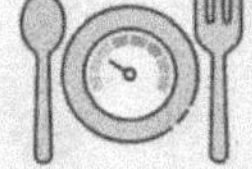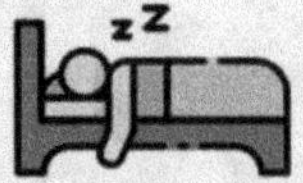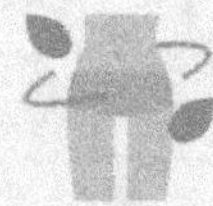

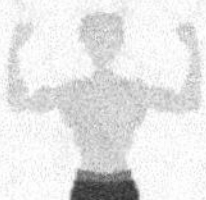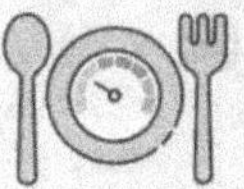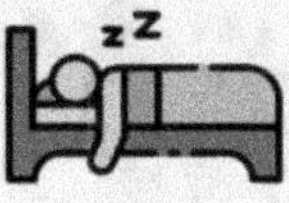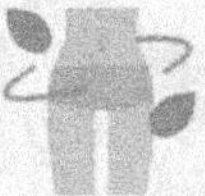

Semaine n°   **du**   **au**

Poids à jeun au réveil

Lundi	,	kg
Mardi	,	kg
Mercredi	,	kg
Jeudi	,	kg
Vendredi	,	kg
Samedi	,	kg
Dimanche	,	kg
Bilan :	,	kg

g
g
g
Départ
g
g
g
g
g
g
g
g

Lu   Ma   Me   Je   Ve   Sa   Di

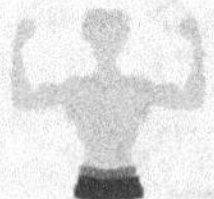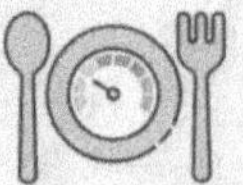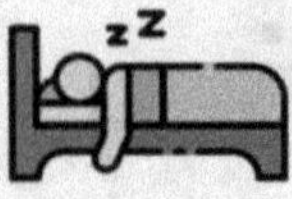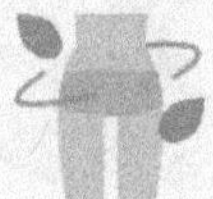

Semaine n°   **du**   **au**

Mensurations (cm)		
	Lundi	**Dimanche**
1 - Cou		
2 - Poitrine		
3 - Bras		
4 - Taille		
5 - Ventre		
6 - Fesses		
7 - Cuisses		
8 - Mollets		

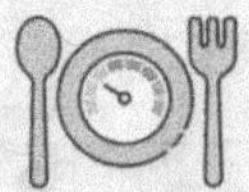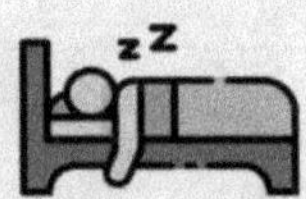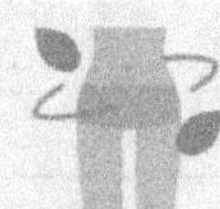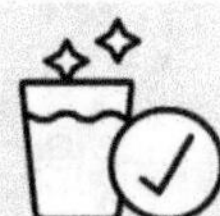

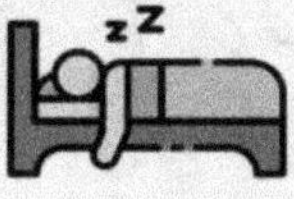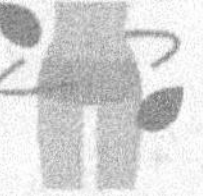

Semaine n°   du   au

Poids à jeun au réveil		
Lundi	,	kg
Mardi	,	kg
Mercredi	,	kg
Jeudi	,	kg
Vendredi	,	kg
Samedi	,	kg
Dimanche	,	kg
Bilan :	,	kg

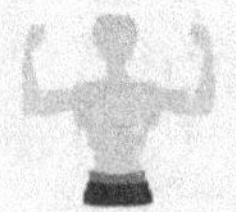  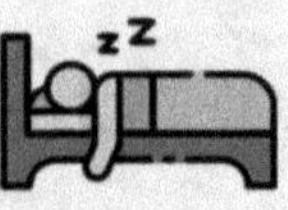 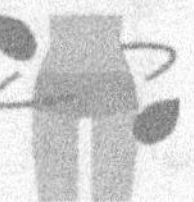 

Mes Observations

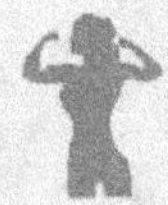  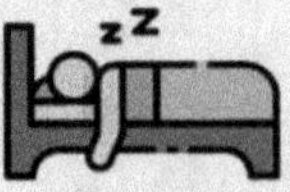 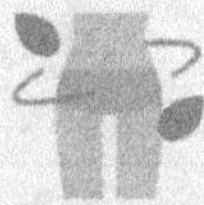 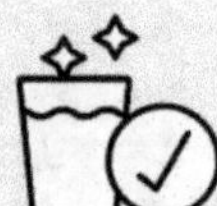

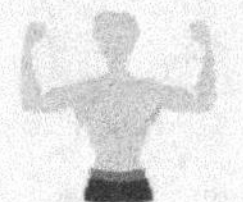  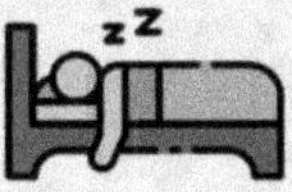 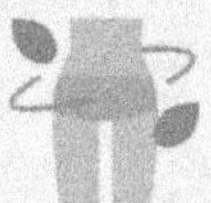 

12 semaines - Je fais le point

Comment je me sens par rapport à

Mon Alimentation

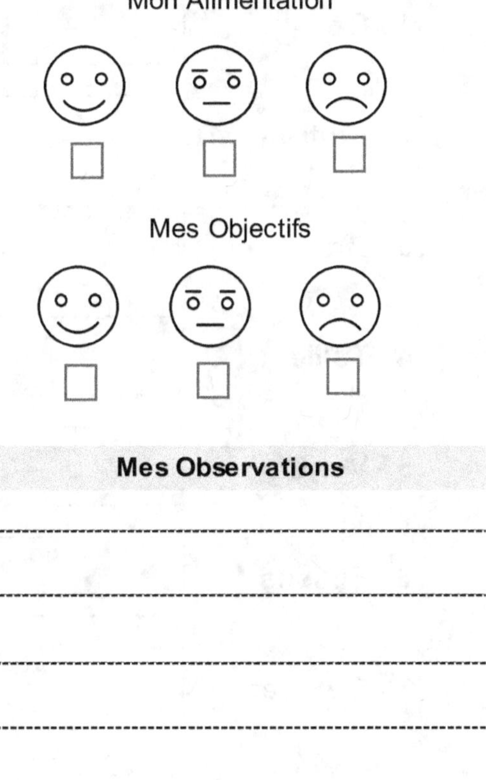

Mes Objectifs

Mes Observations

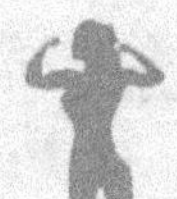 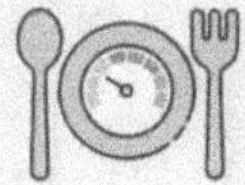 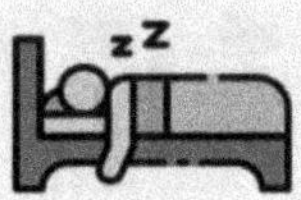 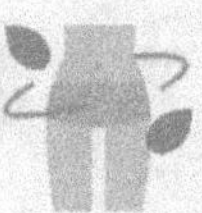 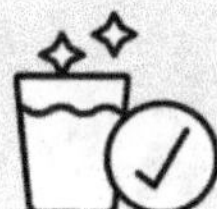

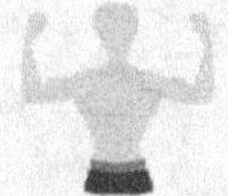  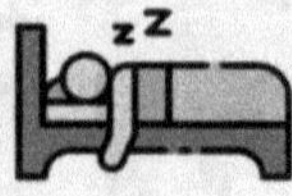 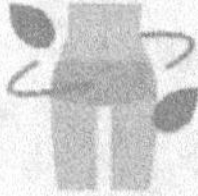 

Semaine n°   **du**   **au**

	Lundi	Dimanche
1 - Cou		
2 - Poitrine		
3 - Bras		
4 - Taille		
5 - Ventre		
6 - Fesses		
7 - Cuisses		
8 - Mollets		

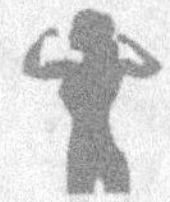 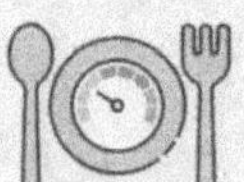 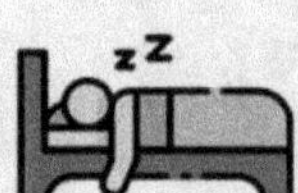 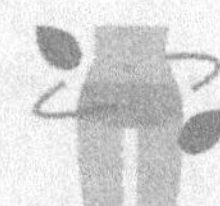 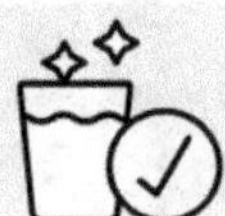

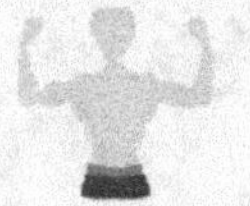  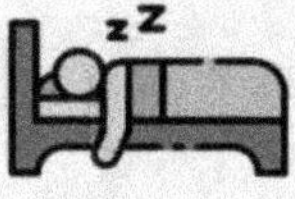 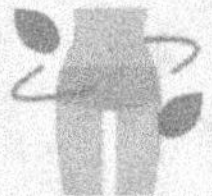 

Semaine n° **du** **au**

Poids à jeun au réveil

Lundi	,	kg
Mardi	,	kg
Mercredi	,	kg
Jeudi	,	kg
Vendredi	,	kg
Samedi	,	kg
Dimanche	,	kg
Bilan :	,	kg

g
g
g
Départ
g
g
g
g
g
g
g
g

Lu   Ma   Me   Je   Ve   Sa   Di

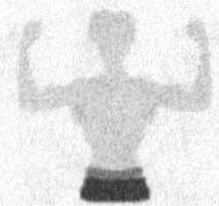  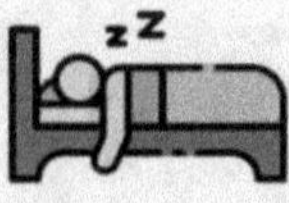 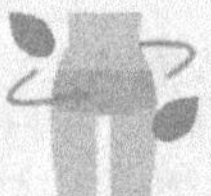 

Semaine n°   **du**   **au**

Mensurations (cm)

	Lundi	**Dimanche**
1 - Cou		
2 - Poitrine		
3 - Bras		
4 - Taille		
5 - Ventre		
6 - Fesses		
7 - Cuisses		
8 - Mollets		

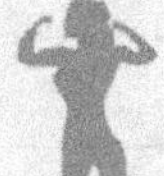 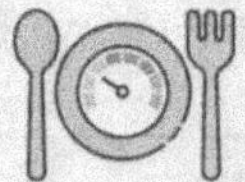 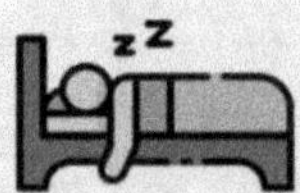 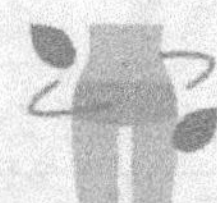 

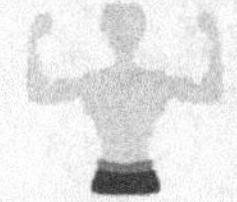  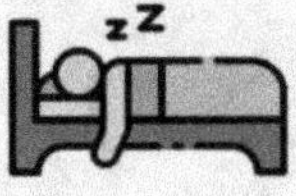 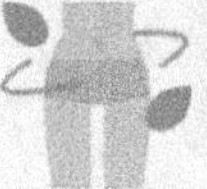 

Semaine n°   **du**   **au**

Poids à jeun au réveil

Lundi	,	kg
Mardi	,	kg
Mercredi	,	kg
Jeudi	,	kg
Vendredi	,	kg
Samedi	,	kg
Dimanche	,	kg
Bilan :	,	kg

g
g
g
Départ
g
g
g
g
g
g
g
g

Lu   Ma   Me   Je   Ve   Sa   Di

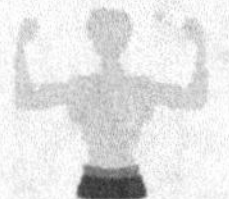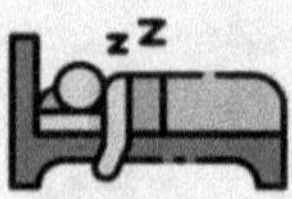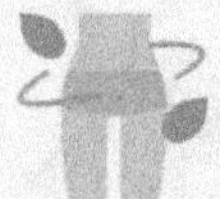

Semaine n°   **du**   **au**

Mensurations (cm)		
	Lundi	**Dimanche**
1 - Cou		
2 - Poitrine		
3 - Bras		
4 - Taille		
5 - Ventre		
6 - Fesses		
7 - Cuisses		
8 - Mollets		

Semaine n°   **du**   **au**

Poids à jeun au réveil

Lundi	,	kg
Mardi	,	kg
Mercredi	,	kg
Jeudi	,	kg
Vendredi	,	kg
Samedi	,	kg
Dimanche	,	kg
Bilan :	,	kg

g
g
g
Départ
g
g
g
g
g
g
g
g

Lu   Ma   Me   Je   Ve   Sa   Di

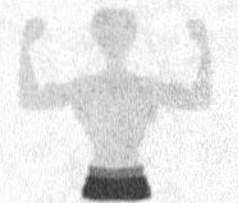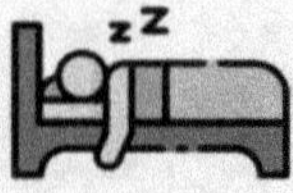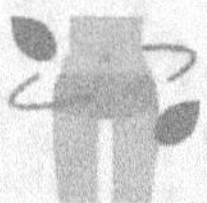

Semaine n°   du   au

<table>
<tr><td colspan="3" align="center">Mensurations (cm)</td></tr>
<tr><td></td><td>Lundi</td><td>Dimanche</td></tr>
<tr><td>1 - Cou</td><td></td><td></td></tr>
<tr><td>2 - Poitrine</td><td></td><td></td></tr>
<tr><td>3 - Bras</td><td></td><td></td></tr>
<tr><td>4 - Taille</td><td></td><td></td></tr>
<tr><td>5 - Ventre</td><td></td><td></td></tr>
<tr><td>6 - Fesses</td><td></td><td></td></tr>
<tr><td>7 - Cuisses</td><td></td><td></td></tr>
<tr><td>8 - Mollets</td><td></td><td></td></tr>
</table>

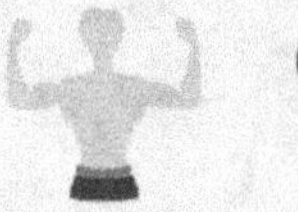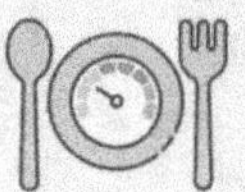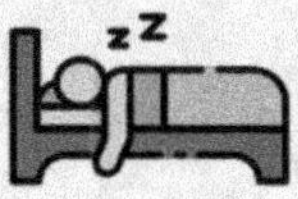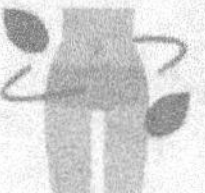

Semaine n°　　　**du**　　　　　**au**

Poids à jeun au réveil

Lundi		,	kg
Mardi		,	kg
Mercredi		,	kg
Jeudi		,	kg
Vendredi		,	kg
Samedi		,	kg
Dimanche		,	kg
Bilan :		,	kg

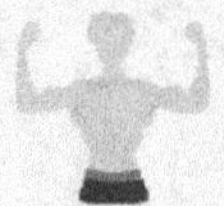  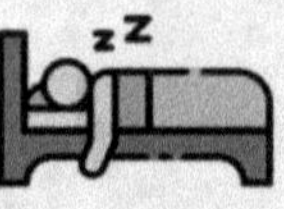 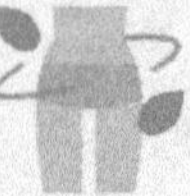 

Mes Observations

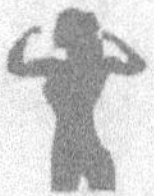  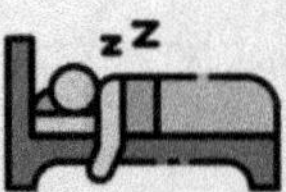 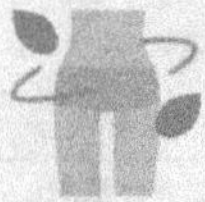 

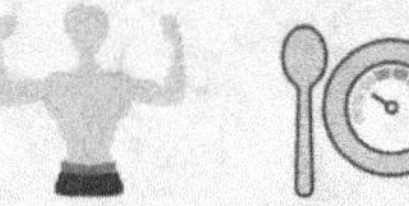 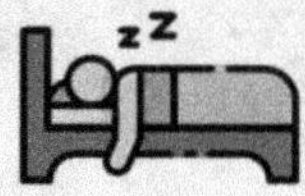 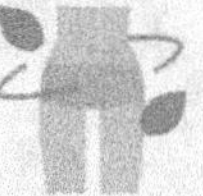 

16 semaines - Je fais le point

Comment je me sens par rapport à

Mon Alimentation

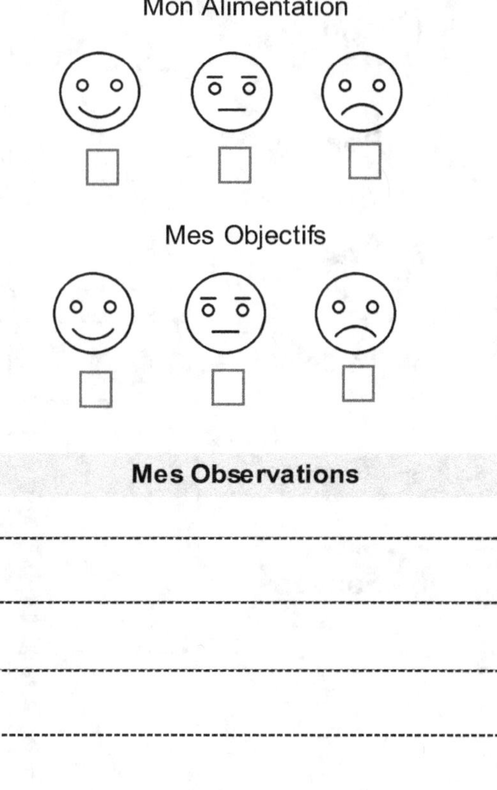

Mes Objectifs

Mes Observations

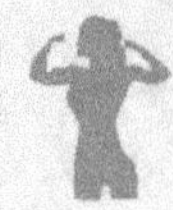  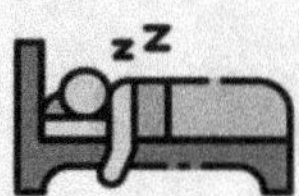 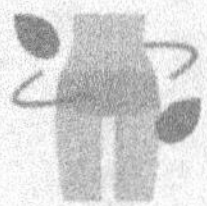 

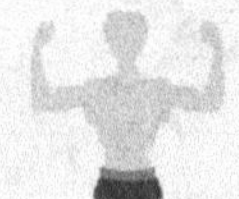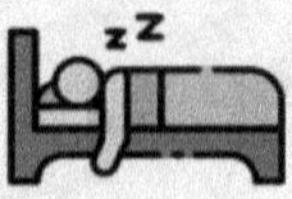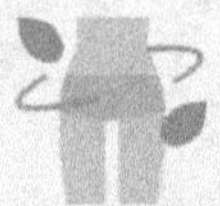

Semaine n°   **du**   **au**

Mensurations (cm)

	Lundi	Dimanche
1 - Cou		
2 - Poitrine		
3 - Bras		
4 - Taille		
5 - Ventre		
6 - Fesses		
7 - Cuisses		
8 - Mollets		

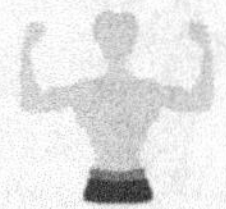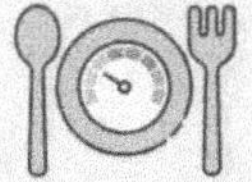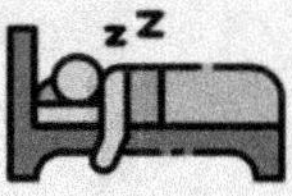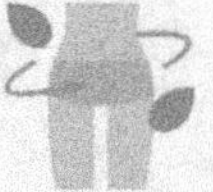

Semaine n°   **du**   **au**

Poids à jeun au réveil

Lundi	,	kg
Mardi	,	kg
Mercredi	,	kg
Jeudi	,	kg
Vendredi	,	kg
Samedi	,	kg
Dimanche	,	kg
Bilan :	,	kg

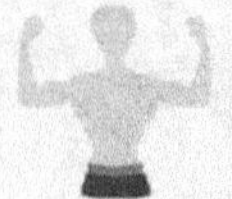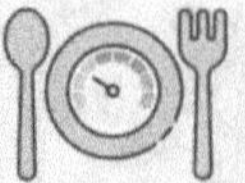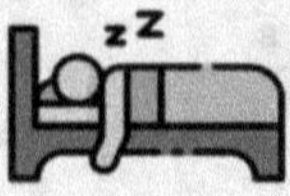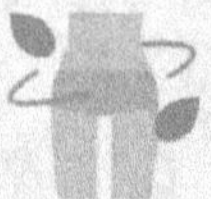

Semaine n°   **du**   **au**

Mensurations (cm)

	Lundi	Dimanche
1 - Cou		
2 - Poitrine		
3 - Bras		
4 - Taille		
5 - Ventre		
6 - Fesses		
7 - Cuisses		
8 - Mollets		

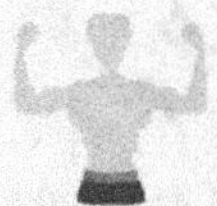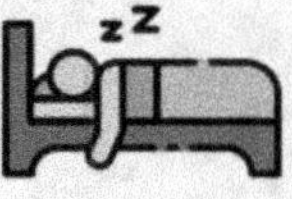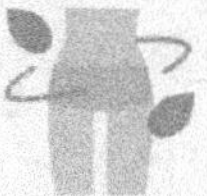

Semaine n°   **du**   **au**

Poids à jeun au réveil

Lundi	,	kg
Mardi	,	kg
Mercredi	,	kg
Jeudi	,	kg
Vendredi	,	kg
Samedi	,	kg
Dimanche	,	kg
Bilan :	,	kg

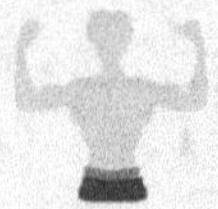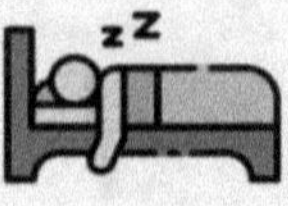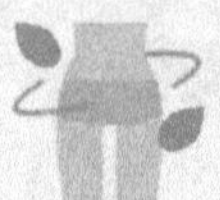

Semaine n°　　　**du**　　　　　　**au**

Mensurations (cm)

	Lundi	Dimanche
1 - Cou		
2 - Poitrine		
3 - Bras		
4 - Taille		
5 - Ventre		
6 - Fesses		
7 - Cuisses		
8 - Mollets		

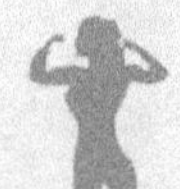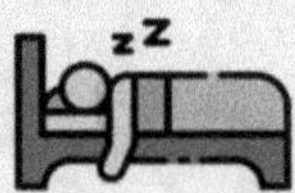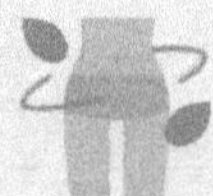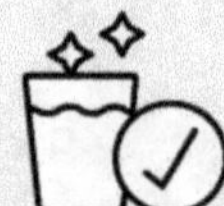

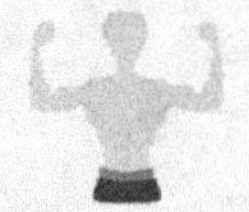 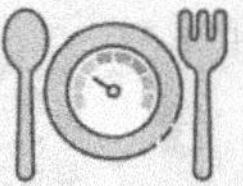 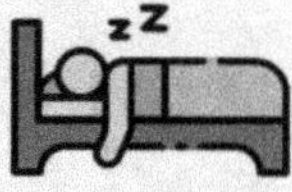 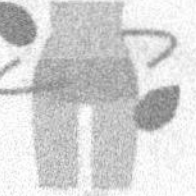 

Semaine n°   **du**   **au**

Poids à jeun au réveil

Lundi	,	kg
Mardi	,	kg
Mercredi	,	kg
Jeudi	,	kg
Vendredi	,	kg
Samedi	,	kg
Dimanche	,	kg
Bilan :	,	kg

g
g
g
Départ
g
g
g
g
g
g
g
g
g

Lu   Ma   Me   Je   Ve   Sa   Di

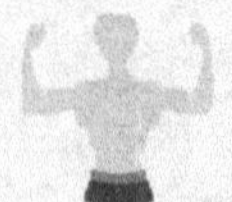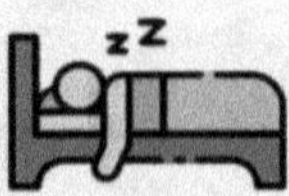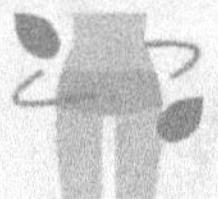

Semaine n° **du** **au**

Mensurations (cm)

	Lundi	Dimanche
1 - Cou		
2 - Poitrine		
3 - Bras		
4 - Taille		
5 - Ventre		
6 - Fesses		
7 - Cuisses		
8 - Mollets		

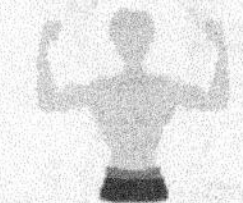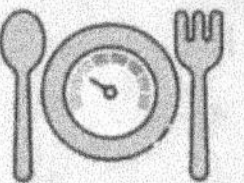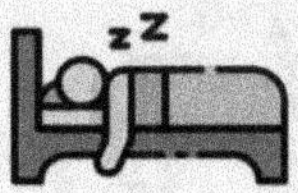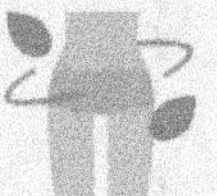

Semaine n°   du   au

Poids à jeun au réveil

Lundi	,	kg
Mardi	,	kg
Mercredi	,	kg
Jeudi	,	kg
Vendredi	,	kg
Samedi	,	kg
Dimanche	,	kg
Bilan :	,	kg

g
g
g
Départ
g
g
g
g
g
g
g
g

Lu   Ma   Me   Je   Ve   Sa   Di

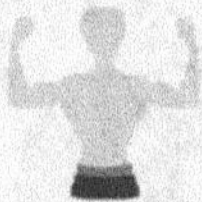 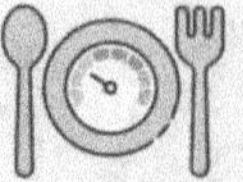 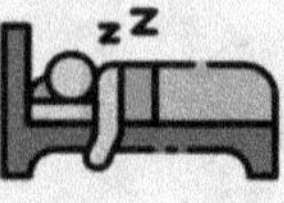 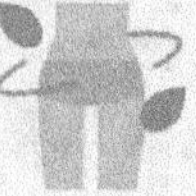 

Mes Observations

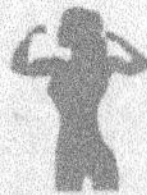 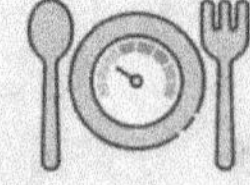 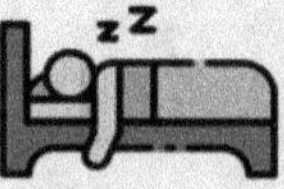 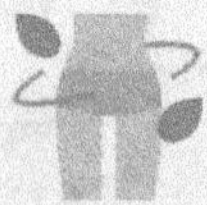 

20 semaines - Je fais le point

Comment je me sens par rapport à

Mon Alimentation

Mes Objectifs

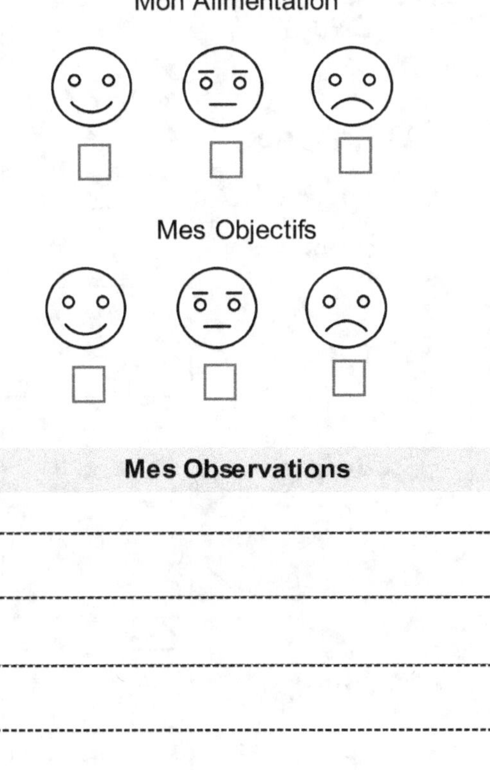

Mes Observations

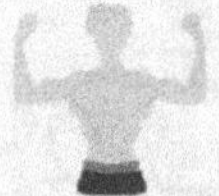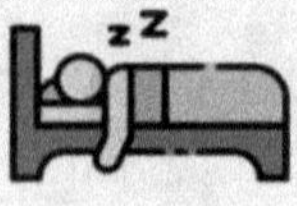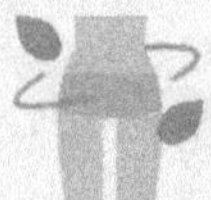

Semaine n°   **du**   **au**

Mensurations (cm)		
	Lundi	**Dimanche**
1 - Cou		
2 - Poitrine		
3 - Bras		
4 - Taille		
5 - Ventre		
6 - Fesses		
7 - Cuisses		
8 - Mollets		

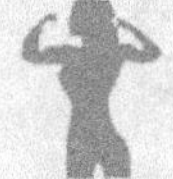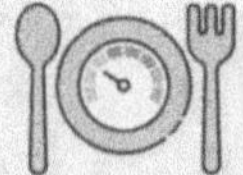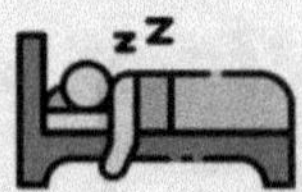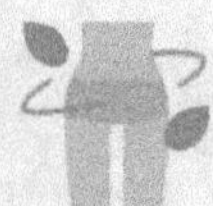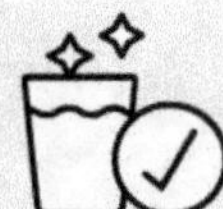

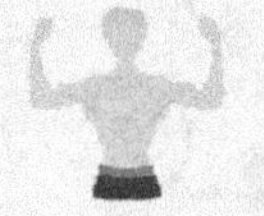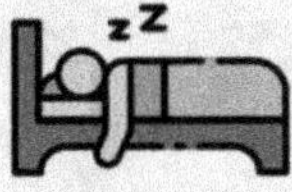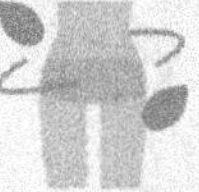

Semaine n°   **du**   **au**

Poids à jeun au réveil		
Lundi	,	kg
Mardi	,	kg
Mercredi	,	kg
Jeudi	,	kg
Vendredi	,	kg
Samedi	,	kg
Dimanche	,	kg
Bilan :	,	kg

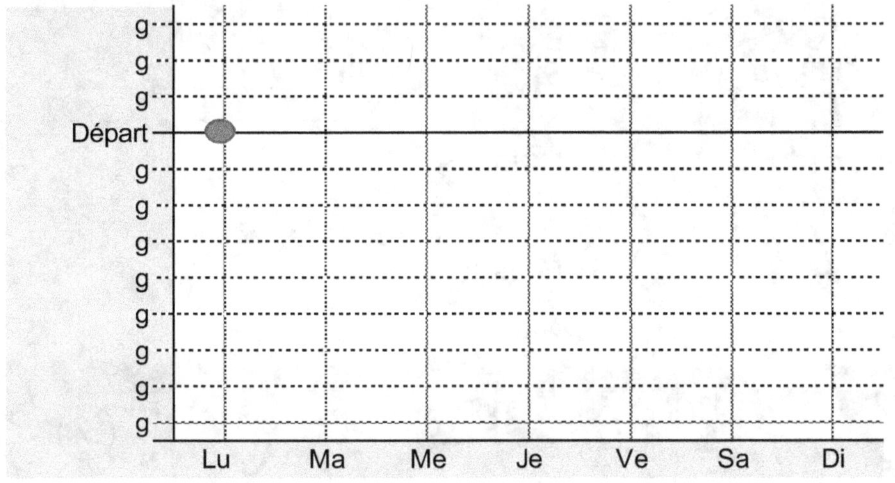

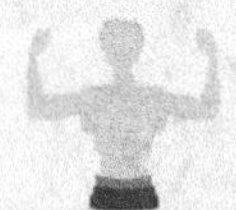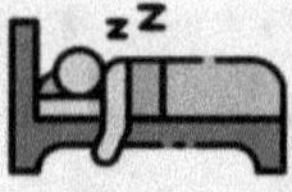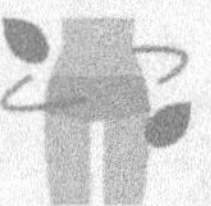

Semaine n°   **du**   **au**

Mensurations (cm)

	Lundi	Dimanche
1 - Cou		
2 - Poitrine		
3 - Bras		
4 - Taille		
5 - Ventre		
6 - Fesses		
7 - Cuisses		
8 - Mollets		

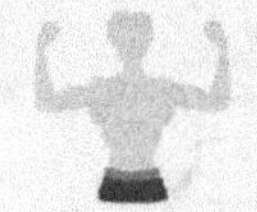  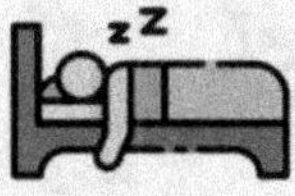 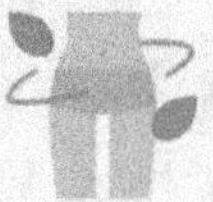 

Semaine n°   du   au

Poids à jeun au réveil		
Lundi	,	kg
Mardi	,	kg
Mercredi	,	kg
Jeudi	,	kg
Vendredi	,	kg
Samedi	,	kg
Dimanche	,	kg
Bilan :	,	kg

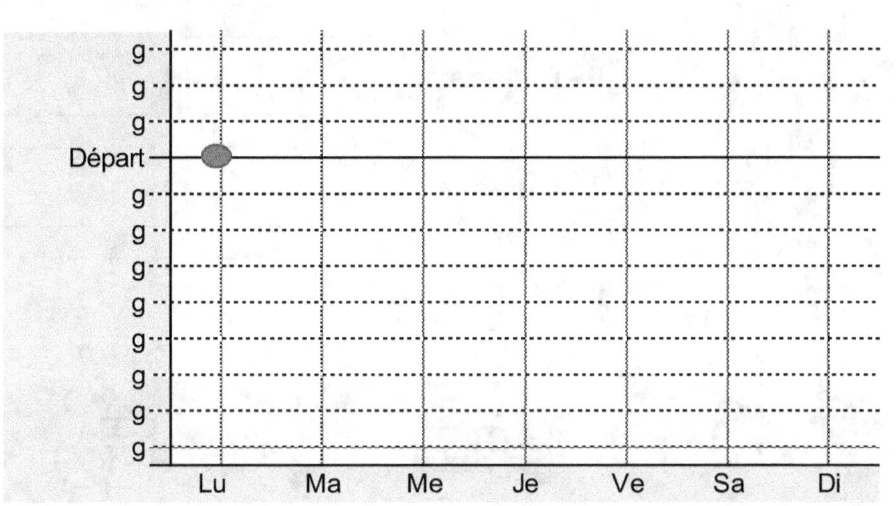

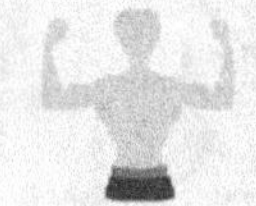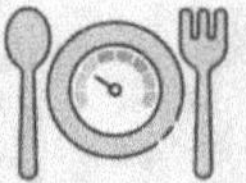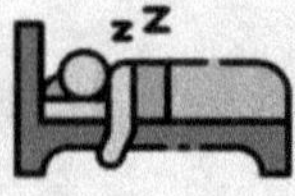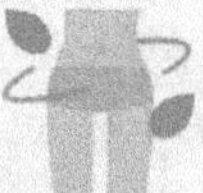

Semaine n°   **du**   **au**

Mensurations (cm)

	Lundi	Dimanche
1 - Cou		
2 - Poitrine		
3 - Bras		
4 - Taille		
5 - Ventre		
6 - Fesses		
7 - Cuisses		
8 - Mollets		

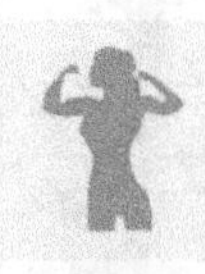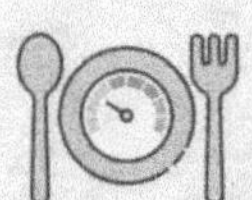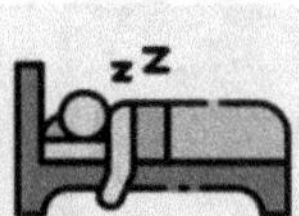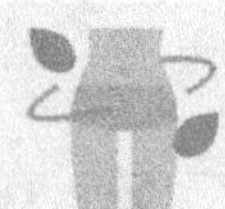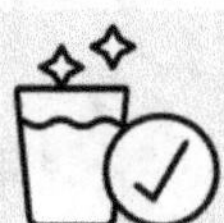

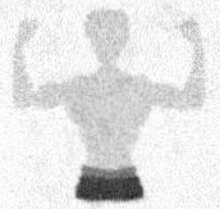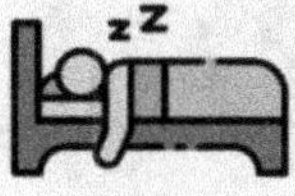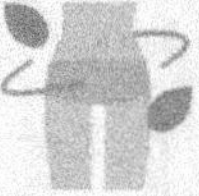

Semaine n°   **du**   **au**

Lundi		,	kg
Mardi		,	kg
Mercredi		,	kg
Jeudi		,	kg
Vendredi		,	kg
Samedi		,	kg
Dimanche		,	kg
Bilan :		,	kg

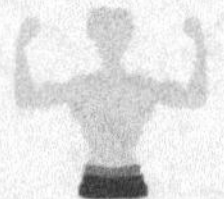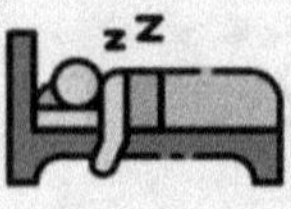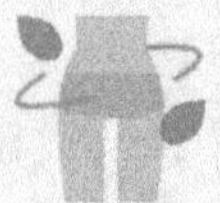

Semaine n°   **du**   **au**

Mensurations (cm)

	Lundi	**Dimanche**
1 - Cou		
2 - Poitrine		
3 - Bras		
4 - Taille		
5 - Ventre		
6 - Fesses		
7 - Cuisses		
8 - Mollets		

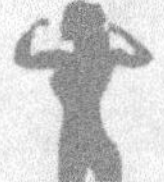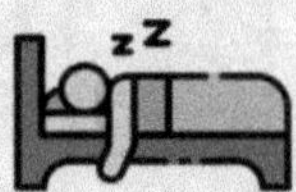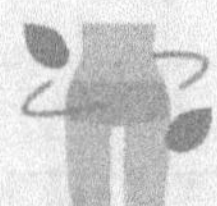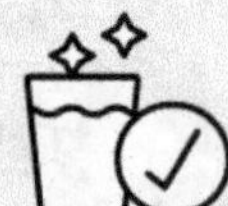

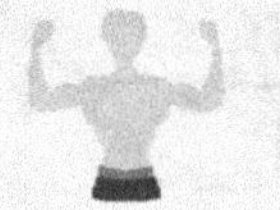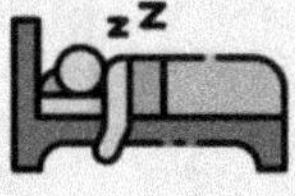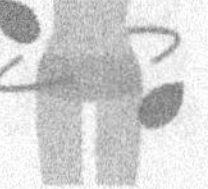

Semaine n°   du   au

Poids à jeun au réveil		
Lundi	,	kg
Mardi	,	kg
Mercredi	,	kg
Jeudi	,	kg
Vendredi	,	kg
Samedi	,	kg
Dimanche	,	kg
Bilan :	,	kg

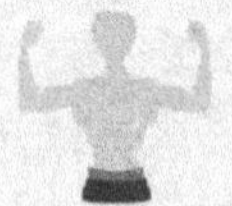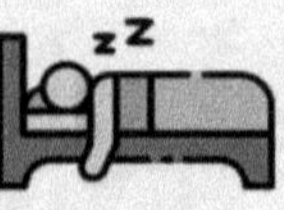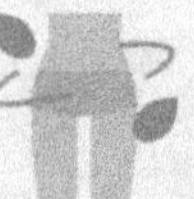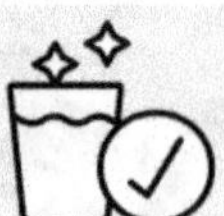

Mes Observations

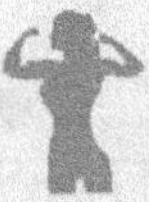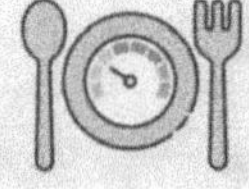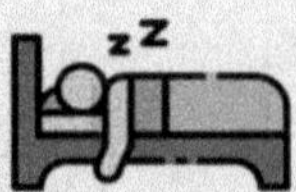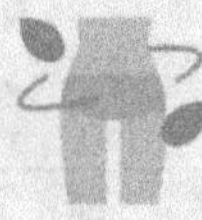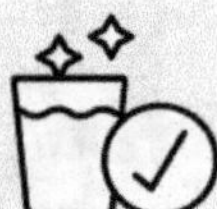

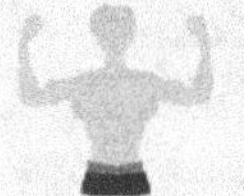 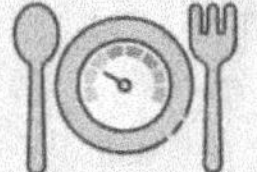 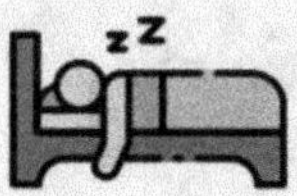 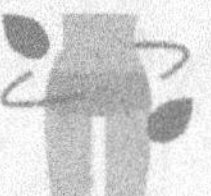 

24 semaines - Je fais le point

Comment je me sens par rapport à

Mon Alimentation

☐ ☐ ☐

Mes Objectifs

☐ ☐ ☐

Mes Observations

  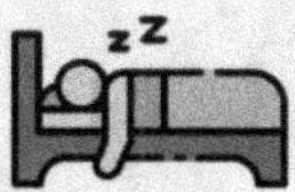 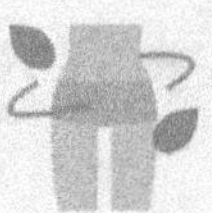 

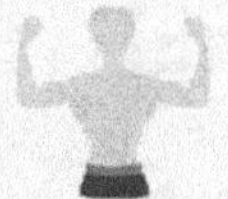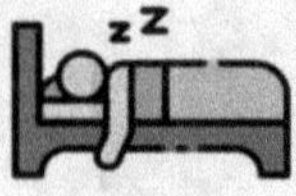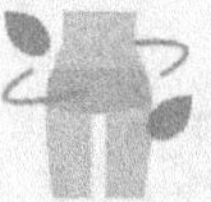

Semaine n°   **du**   **au**

Mensurations (cm)

	Lundi	Dimanche
1 - Cou		
2 - Poitrine		
3 - Bras		
4 - Taille		
5 - Ventre		
6 - Fesses		
7 - Cuisses		
8 - Mollets		

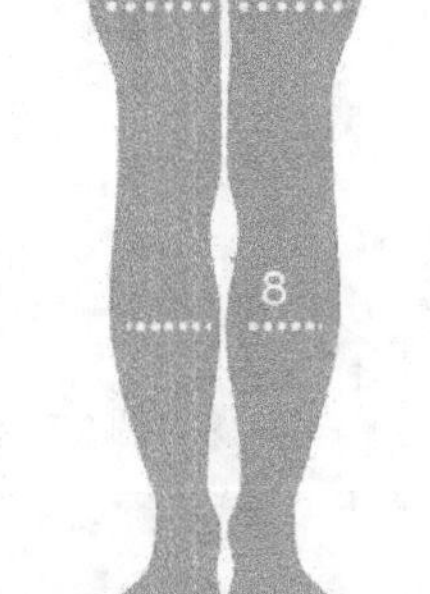
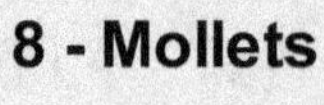
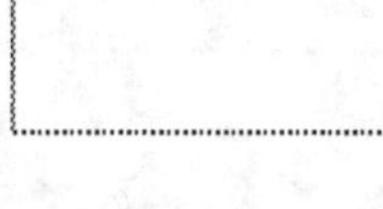
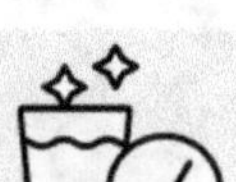

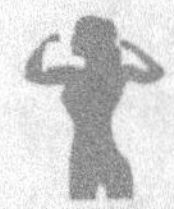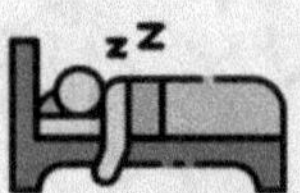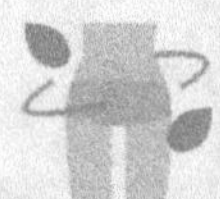

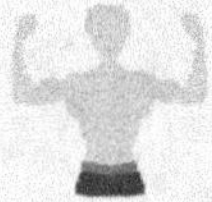  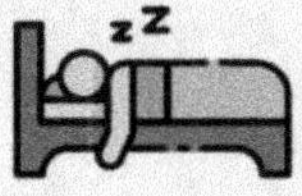 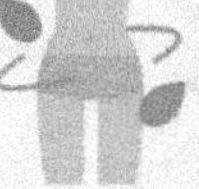 

Semaine n°   **du**   **au**

Poids à jeun au réveil

Lundi	,	kg
Mardi	,	kg
Mercredi	,	kg
Jeudi	,	kg
Vendredi	,	kg
Samedi	,	kg
Dimanche	,	kg
Bilan :	,	kg

g
g
g
Départ
g
g
g
g
g
g
g
g

Lu   Ma   Me   Je   Ve   Sa   Di

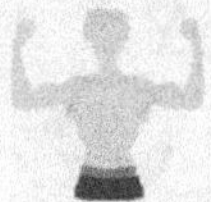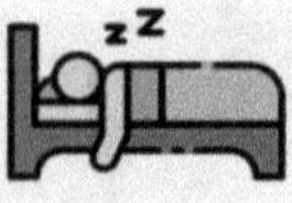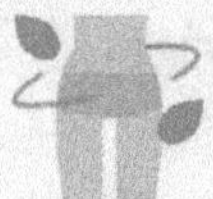

Semaine n°	du	au

Mensurations (cm)

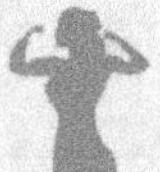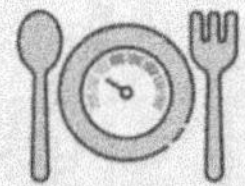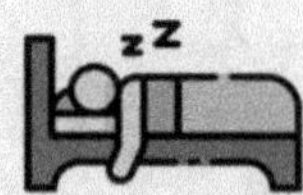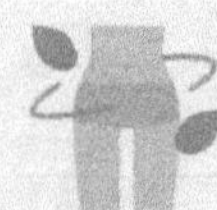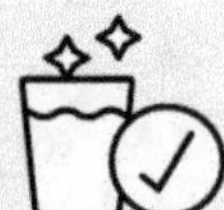

	Lundi	Dimanche
1 - Cou		
2 - Poitrine		
3 - Bras		
4 - Taille		
5 - Ventre		
6 - Fesses		
7 - Cuisses		
8 - Mollets		

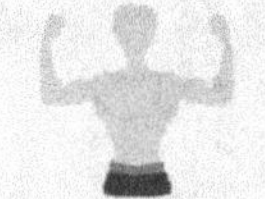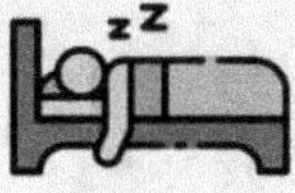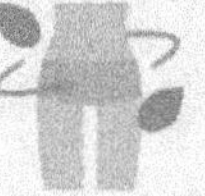

Semaine n°   **du**   **au**

Poids à jeun au réveil

Lundi	,	kg
Mardi	,	kg
Mercredi	,	kg
Jeudi	,	kg
Vendredi	,	kg
Samedi	,	kg
Dimanche	,	kg
Bilan :	,	kg

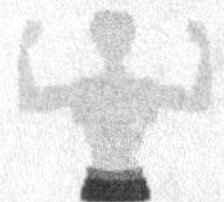  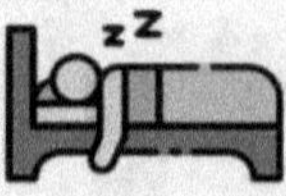 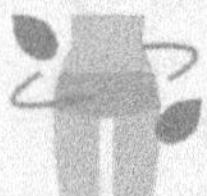 

Semaine n°	du	au

Mensurations (cm)

	Lundi	Dimanche
1 - Cou		
2 - Poitrine		
3 - Bras		
4 - Taille		
5 - Ventre		
6 - Fesses		
7 - Cuisses		
8 - Mollets		

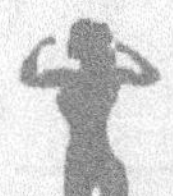 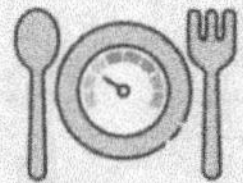 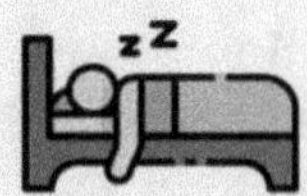 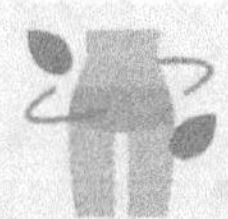 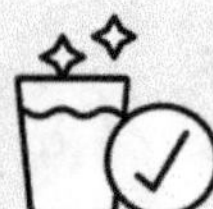

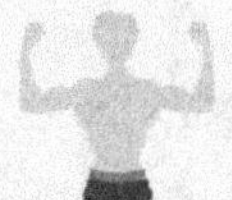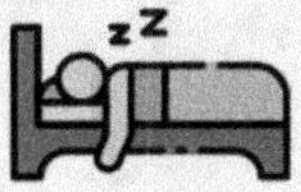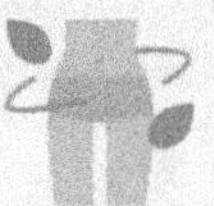

Semaine n°   du   au

Poids à jeun au réveil

Lundi	,	kg
Mardi	,	kg
Mercredi	,	kg
Jeudi	,	kg
Vendredi	,	kg
Samedi	,	kg
Dimanche	,	kg
Bilan :	,	kg

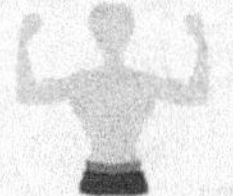  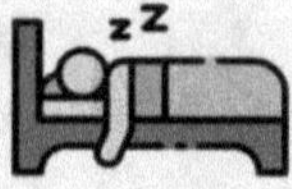 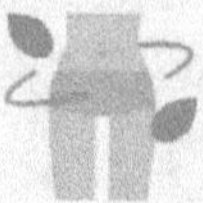 

Semaine n°   du   au

	Lundi	Dimanche
1 - Cou		
2 - Poitrine		
3 - Bras		
4 - Taille		
5 - Ventre		
6 - Fesses		
7 - Cuisses		
8 - Mollets		

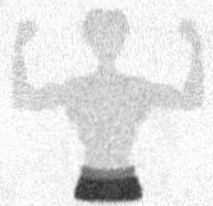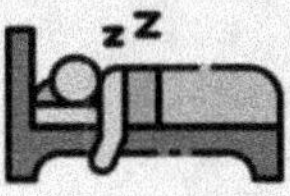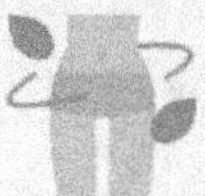

Semaine n°   **du**   **au**

Poids à jeun au réveil

Lundi	,	kg
Mardi	,	kg
Mercredi	,	kg
Jeudi	,	kg
Vendredi	,	kg
Samedi	,	kg
Dimanche	,	kg
Bilan :	,	kg

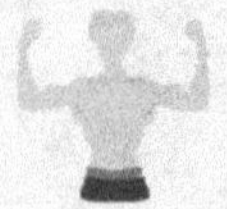  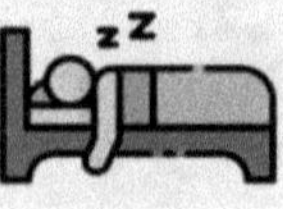 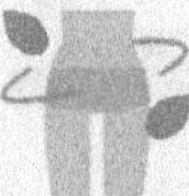 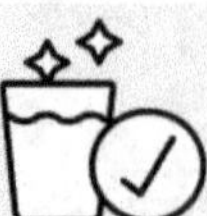

Mes Observations

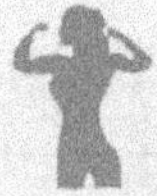 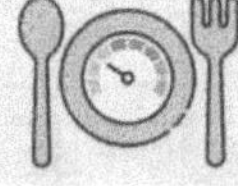 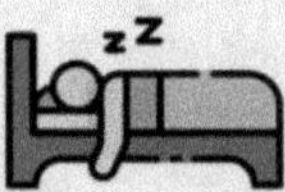 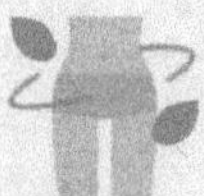 

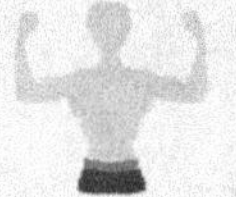  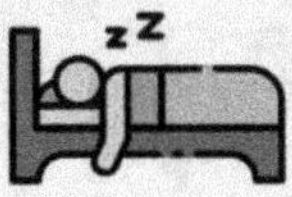 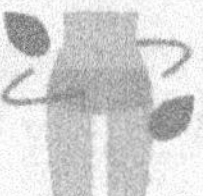 

28 semaines - Je fais le point

Comment je me sens par rapport à

Mon Alimentation

Mes Objectifs

Mes Observations

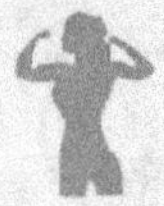 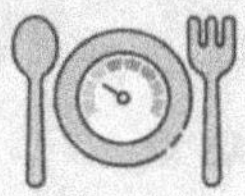 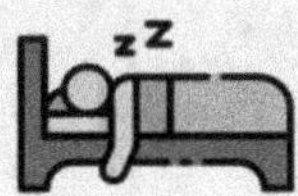 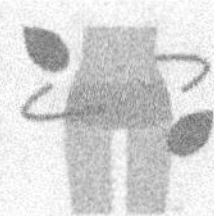 

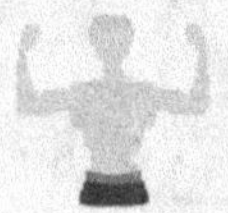  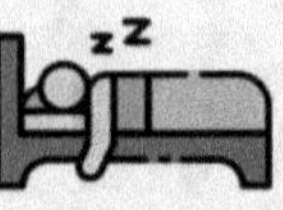 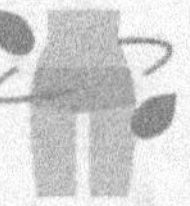 

Mes Observations

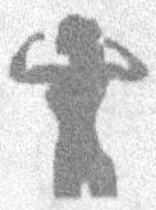 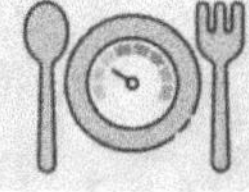 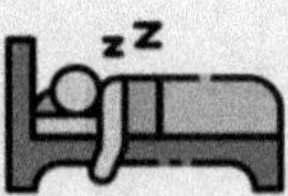 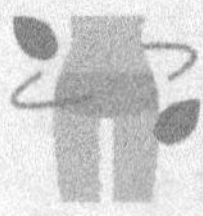 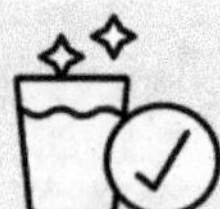

Ma courbe de Poids

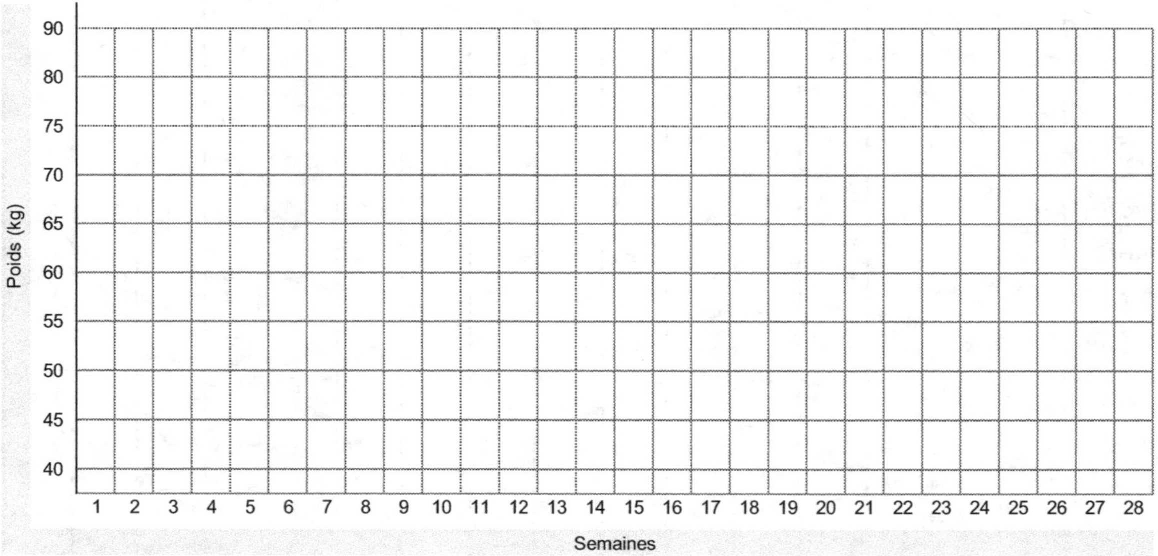

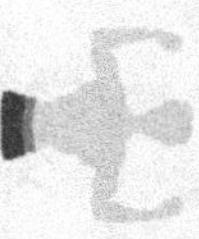
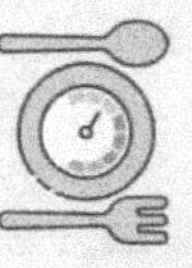
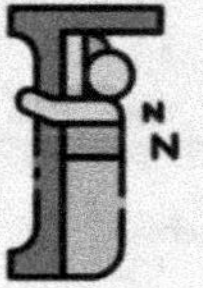
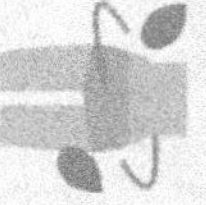
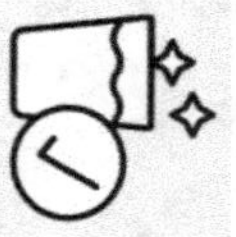

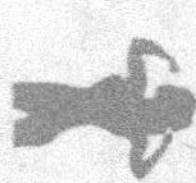
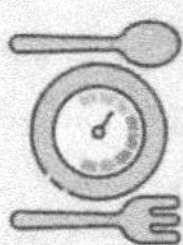
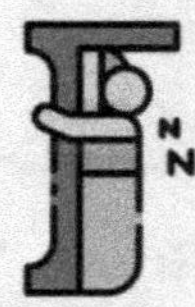
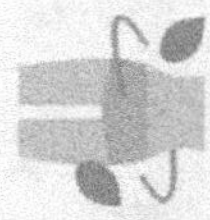
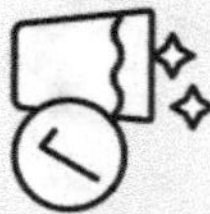

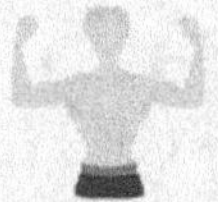 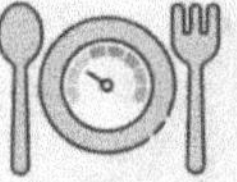 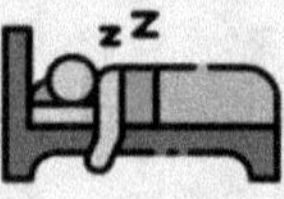 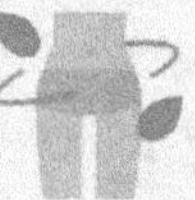 

Mes Observations

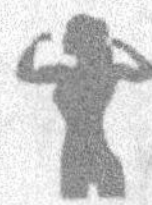  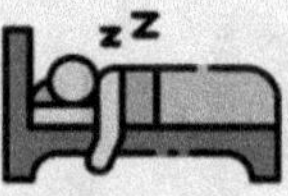 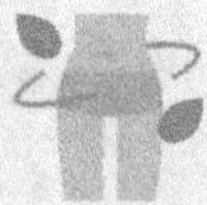 

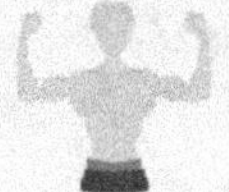 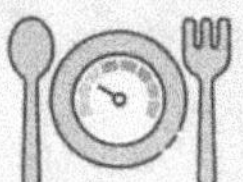 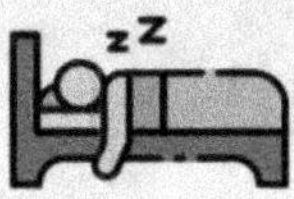 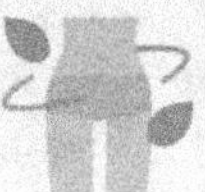 

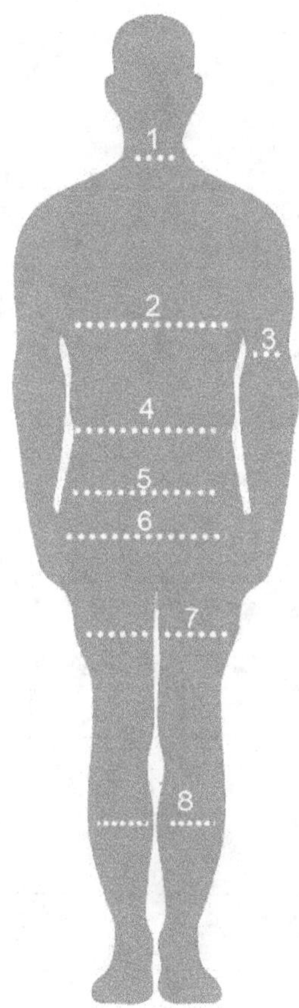

1 - Cou	
2 - Poitrine	
3 - Bras	
4 - Taille	
5 - Ventre	
6 - Fesses	
7 - Cuisses	
8 - Mollets	

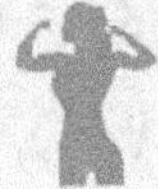  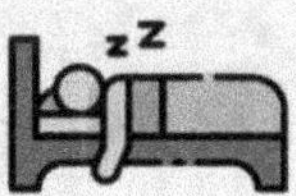 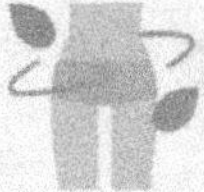 

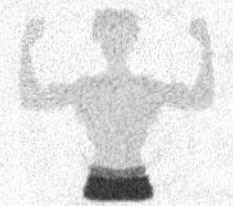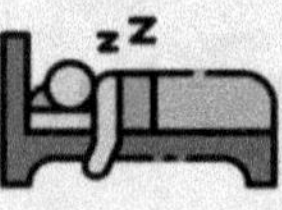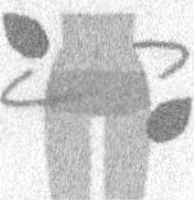

Mes Observations

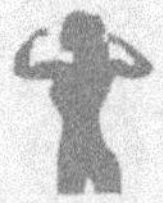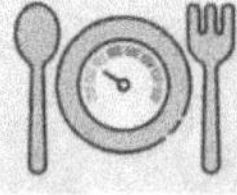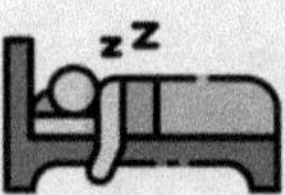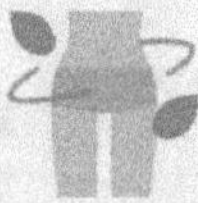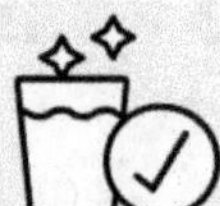

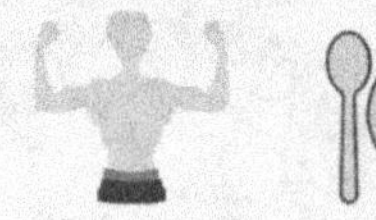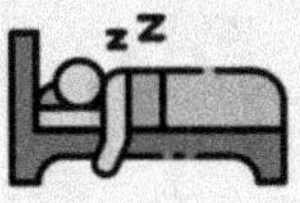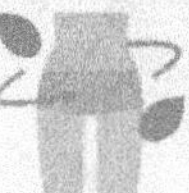

Indice de Masse Corporelle

L'indice de masse de corporelle est un indice permettant d'évaluer votre corpulence et les risques pour la santé liés au surpoids ou à la maigreur.

$$I\,M\,C = Poids / T \times T$$

Interprétation de l'IMC

IMC (kg m^{-2})	Interprétation
moins de 16,5	dénutrition ou anorexie
16,5 à 18,5	maigreur
18,5 à 25	poids normal
25 à 30	surpoids
30 à 35	obésité modérée
35 à 40	obésité sévère
plus de 40	obésité morbide ou massive

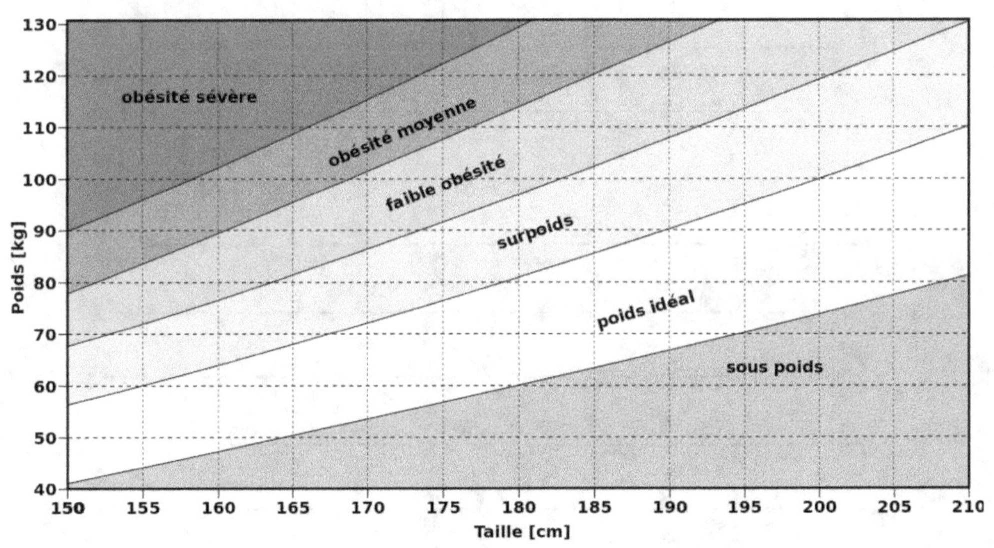

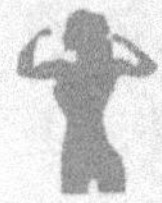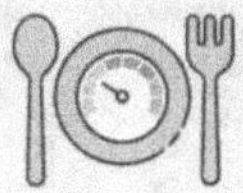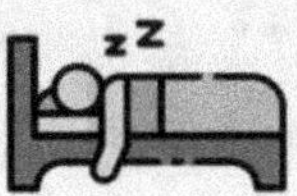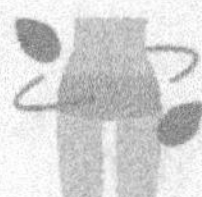

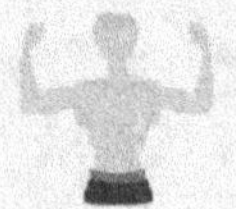  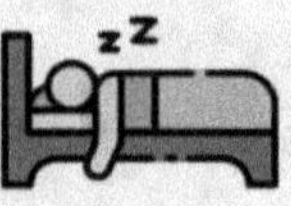 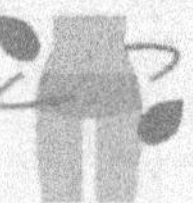 

Mes Observations

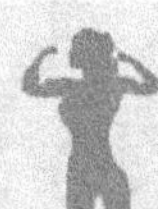  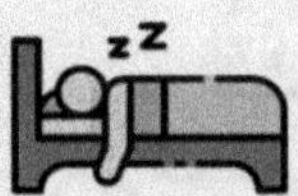 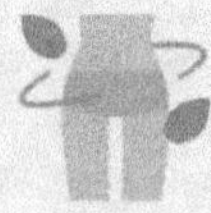 

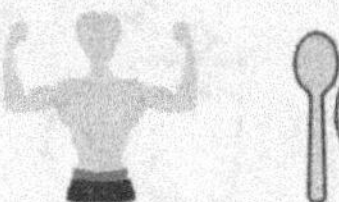  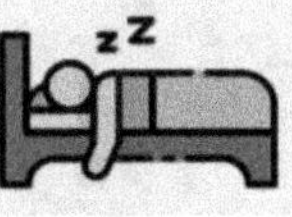 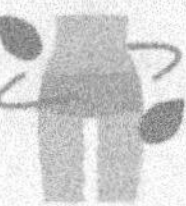 

Mes Observations

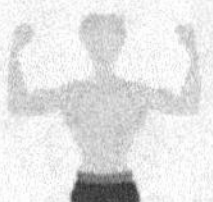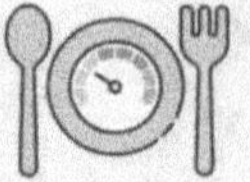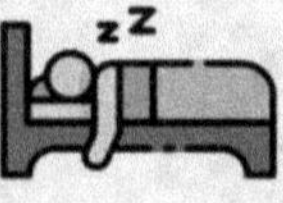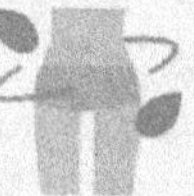

Mes Observations

www.ingramcontent.com/pod-product-compliance
Lightning Source LLC
Chambersburg PA
CBHW070033260726
48658CB00002B/616